医療Q&A

ことばの点滴 下

髙本文明
熊本日日新聞記者

熊本日日新聞社

は じ め に

　医療や健康に関する正しい情報を選び取り、活用してもらうことを願い、『ことばの点滴』下巻をお届けします。まるで点滴が全身に少しずつ行き渡り、じわっと効きますようにとの思いを込めています。

　『ことばの点滴』は、熊本日日新聞夕刊に2015年4月から2019年4月まで4年間にわたり、週1回・計200回連載した医療Q＆Aの記事を再構成し、できる限り最新の情報に更新するとともに、新たな内容を加えたものです。

　上巻では「女性」「がん治療・血液疾患」「食物アレルギー」などのテーマを取り上げました。今回の下巻は、「高齢者」「子ども」「泌尿器」「脳神経・脳卒中」「新型コロナウイルス」「肺・禁煙」「災害と医療」「患者を支える」の全8章としています。

　特に連載当時は発生していなかった新型コロナウイルスについては、2023年5月に感染症法上の位置付けが5類に移行したことに伴う変更点を紹介。10月からの治療費の自己負担見直しや、2024年度以降のワクチン接種に関する国の方針も盛り込みました。

　また、熊本県医師会、熊本大学病院、熊本県が力を入れている「くまもとメディカルネットワーク」も紹介しています。医療・介護機関が患者の同意を得て、

病歴や検査データなどの情報を共有し、質の高いサービスを提供するのが目的です。

　長年にわたり熊本で続く先進的な取り組みも欠かせません。第2章「子ども」では、熊本市の熊本地域医療センターで40年余り続いている「小児夜間救急体制」、第4章「脳神経・脳卒中」では、脳卒中診療で救急やリハビリに対応する医療機関や高齢者施設などが連携するネットワークについても紹介しています。いずれも熊本を特徴づける医療体制で、「熊本方式」として全国的に手本となりました。

　さらに今回、熊本県内の病院の手術実績も抜粋して取り上げました。なかなか目に触れることのないデータですが、厚生労働省が毎年調査し公表している資料から拾い上げています。

　ほとんどのテーマはＱ＆Ａ形式です。専門的な内容も少なくありませんが、医師に疑問点を尋ねる「読む診察室」のようなつもりで紹介しています。少しでも多くの方にご覧いただければありがたいです。

目　次

＊にゃんコラム「経験のない激痛が…！」

第4章　脳神経・脳卒中

第5章　新型コロナウイルス

第8章　患者を支える

※本書の内容は、基本的に2023年11月時点の情報を基にしています。紹介したホームページのリンク先などは変更される可能性がありますので、ご了承ください。

表紙デザイン　多森万利子

組版　　　　　熊日プリンテクス（熊日サービス開発株式会社DTP部）

第 1 章
高齢者

数十種、症状さまざま

　認知症と一口にいっても、実に多様な症状や原因となる疾患があります。それぞれの特徴をよく理解することが患者・家族としても大切です。老年精神医学が専門で、認知症の治療に長年携わっている「熊本駅前木もれびの森心療内科精神科」(熊本市西区春日)の木村武実院長に聞きました。

　—まず、認知症へのコロナ禍の影響を教えてください。

　「筑波大学の研究では、2020年11月の時点で、60歳以上の認知機能低下者が3割に上り、同年5月よりも2.1倍増加しました。原因としては、運動不足、会話の減少が考えられます。また、施設入所の方の場合、面会・外出制限のため、認知症の進行が早いようです」

　—認知症には、さまざまなタイプがありますね。

　「認知症にはそれぞれに原因疾患があり、早期診断がとても重要です。大別して(1)根本的な治療が困難で、脳の神経細胞がゆっくりと壊れていく変性型認知症(2)発症・進行を予防できる認知症(3)根本的な治療ができる認知症—があります。主なものでは、変性型認知症のアルツハイマー型認知症、レビー小体型認知症、前頭側頭葉変性症、そして脳卒中などで起こる脳血管性認知症があり、原因疾患は数十種類に上ります」

　—治療が困難な変性型認知症は、どんな特徴がありますか。

「変性型認知症の三つで認知症全体の約75％を占めています。アルツハイマー型認知症は、アミロイドというタンパク質が神経細胞を壊して脳を萎縮させ、認知症を起こすと考えられています。発症の約20年以上前からアミロイドが脳内にたまり始め、神経細胞がどんどん減っていきますので、発症してからアミロイドを減少させる治療をしても効果は期待できません」

「レビー小体型認知症は、レビー小体というタンパク質の異常物質が脳内にたまることが原因とされ、実際にないものが見える幻視などが特徴です」

「前頭側頭葉変性症は、脳の前の部分（前頭葉）と横の部分（側頭葉）が、徐々に萎縮するにつれて、さまざまな症状が引き起こされます。物忘れよりも、性格変化やコミュニケーション障害、行動障害といった社会生活上の支障が目立ちます」

―脳血管性認知症の特徴は。

「脳の血管が詰まる脳梗塞や脳出血などの脳卒中を原因とする認知症で、脳卒中の予防により発症を抑えることができます」

―治療で治せる認知症とは。

「甲状腺機能低下症や低酸素症、低血糖症など内科系の疾患、脳髄膜炎や脳腫瘍、てんかん、慢性硬膜下血腫、正常圧水頭症、うつ病などが原因です。これらの治療で認知症の症状を改善できます。他に栄養障害や薬剤による認知機能障害もあります」

―栄養状態が認知症の発症に影響しますか。

「長年にわたる糖質の過剰な摂取、鉄分・亜鉛やタンパク質、ビタミンBなどの不足から認知症の症状が起こることがあります。糖質制限や鉄分・亜鉛、タンパク質、ビタミンの適切な摂取を行うことで症状を改善できます」

11

——薬剤によるものは。

「神経伝達物質のアセチルコリンを抑える作用がある抗コリン薬は、胃けいれん抑制、気管支の拡張、過活動膀胱（ぼうこう）の治療など幅広く使用されていますが、認知症のリスクを高めるという研究結果が出ています。最近では、コレステロール治療薬や、胃潰瘍・逆流性食道炎の治療薬であるプロトンポンプ阻害薬もリスクになることが明らかになっています」

——診断のポイントは。

「まず治療できる認知症を除外し、さらに脳血管性認知症、前頭側頭葉変性症、レビー小体型認知症などの可能性を検討し、該当しなければアルツハイマー型認知症と診断します」

認知症の主な原因疾患

治療が困難な認知症

- アルツハイマー型認知症
- レビー小体型認知症
- 前頭側頭葉変性症
  脳の神経細胞がゆっくりと壊れていく認知症

発症・進行を予防できる認知症

- 脳血管性認知症
  脳梗塞や脳出血など脳卒中が原因
  皮質下血管性認知症、多発梗塞型、限局梗塞型など

治療が可能な認知症

[内科系]甲状腺機能低下症、低酸素症、低血糖症、電解質異常
[神経系]脳髄膜炎、脳腫瘍、一過性てんかん性健忘、慢性硬膜下血腫、正常圧水頭症、うつ病
[その他の原因]発熱、感染、脱水、栄養障害、薬剤

「一般的な物忘れとの区別が大切です。高齢者のうつは、アルツハイマー型認知症の初期症状と似ています。急性・一過性の意識障害である『せん妄』は、興奮や幻覚、正常な理解や判断ができないなどの症状があり、認知症と区別が難しいことがあります。適切な診断と対応が必要です」

認知症と栄養・食事

糖質制限し、野菜・鉄分を

認知症の予防や症状の改善には栄養素や食事の取り方が大きく関わっています。炭水化物などの糖質を抑えた食事や、野菜、キノコ、海藻、鉄分などを適切に取ることで効果が期待されます。

—栄養の不足や偏りが認知機能に影響しますね。

「糖質を長年にわたって過剰に摂取したり、肉・卵・魚類を食べずに鉄分やタンパク質が不足したりすると、認知症の症状が起こることがあります」

　—具体的には、どのような症例がありますか。

「1人暮らしの80代女性で、一過性脳虚血発作の後にもの忘れが進行したため、家族と同居し、受診したところ、認知症と診断されました。長年、米をたくさん食べ続け、ほとんど肉類は取っておらず、重度の鉄分不足に陥っていました。高タンパク食と低糖質食、鉄剤を2年間続けて、認知症がかなり改善しました」

13

―炭水化物の取り過ぎは良くないのですか。

　「血糖値を上昇させるのは、基本的に糖質(炭水化物)です。高血糖状態は、活性酸素を増加させ、血管を傷つけてしまいます。福岡県久山町で長年行われている大規模研究で、米食中心の高糖質食は、糖尿病や認知症になりやすいことが明らかになっています」

　「海外の研究でも、軽度認知障害の人たちに糖質制限を強度にした、ケトン体濃度が高くなる低糖質の食事を６週間実施したところ、高糖質食に比べ、記憶力が改善したという結果が出ています」

　―ケトン体とは何でしょう。その効果は。

　「ケトン体とは、空腹時や睡眠時などに脂肪酸が燃焼する際、肝臓でつくられるβ-ヒドロキシ酪酸などのことで、脳、心筋、骨格筋など多くの組織のエネルギー源となり、脳神経のエネルギー代謝を改善し、活性酸素や炎症から神経細胞を保護する働きがあります」

　「ケトン食は、糖質を極端に制限した状態で脂肪酸の燃焼を促進させて、ケトン体をつくる食事です。難治性てんかんの治療食としても使われますし、軽度認知障害からの改善例も報告されています」

　―タンパク質や鉄分の不足も認知症に関与しますか。

　「鉄は細胞をつくるために必須の物質ですので、鉄が足りなくなると神経伝達物質が不足し、脳に影響を及ぼし、認知症にもつながります。診断にあたっては、鉄を貯蔵するタンパク質であるフェリチンの値をチェックします」

　―鉄分はどのように補えばいいでしょうか。

「鉄を多く含む食品にはレバーやアサリ、砂肝などがあります。しかし、なかなか食事だけで鉄分を高めることは困難ですので、サプリメントによって補うことも必要になります。他のミネラルやビタミンも同様です」

―他にも、注意するポイントはありますか。

「個々の栄養素や単一の食品よりも、食事パターンの複合的作用が重要です。特定の食品ばかり摂取したり、過剰に控えたりするのではなく、質的な栄養失調（タンパク質・ビタミン・ミネラル不足）を改善していくことにより認知症の予防や症状の改善を図っていくことが大切です」

認知症の予防・改善に役立つ栄養素・食事

糖質制限(米など炭水化物を抑えた食事)

鉄分を多く含む食品
- レバー、ハマグリの佃煮、パセリ、アオノリ、ひじき、しじみ、煮干し、納豆など（※サプリメントでの補充も）

葉酸の多い食品
- 野菜(青菜、アスパラガス、ブロッコリー)
- 豆(枝豆、ソラマメ、大豆)
- レバー、ひまわりの種、煎茶、ノリ、ウニ

緑茶、コーヒー、赤ワイン、カマンベールチーズ

地中海風料理
- 魚、豆、野菜が豊富で、オリーブオイル主体、少量のワイン

認知症発症率が低くなる食事パターン
- 大豆・大豆製品、緑黄色・淡色野菜、海藻、牛乳・乳製品を多く、米を少なく

個々の栄養素や単一の食品よりも
食事パターン全体の複合的作用が重要

薬剤以外でも改善可能

　認知症の症状には、大きく分けて、脳の神経細胞が壊れることによって直接起こる記憶障害などの中核症状と、妄想、徘徊などの周辺症状があります。問題になるのは周辺症状で、「行動・心理症状」（BPSD）と呼ばれています。

—BPSDとは。

「中核症状よりも特に問題になるのが周辺症状です。近年は『認知症の行動・心理症状』（BPSD＝Behavioral and Psychological Symptoms of Dementiaの略）と呼ばれています」

「薬剤で物忘れの進行を抑えようとすると、BPSDが出てくることがありますし、副作用からQOL（生活の質）が低下する場合もあります。BPSDの原因は約25％が薬剤といわれており、自然に老化しているのに薬剤をたくさん処方しても、体に良くないこともあります。物忘れが少しずつ進行するのはやむを得ないことです。ご家族が過敏になると、かえって患者さんが不安になり、BPSDが起こって、ご家族にも介護の負担がかかることになります」

—治療の基本的な考え方は。

「私は『BPSDはBPSDで対応する』という治療戦略を立てています。後者のBPSDは、Bio（生物学的）-Psycho-Sosio（心理・社会的要因）-Drug（薬物を含めた生物学的治療）という意味です。薬剤や身体合併症、痛み、吐き気といった不快な症状、甲

状腺機能低下や脳腫瘍のような治る認知症の要因になるものも
BPSDの原因になります。まず薬剤や身体合併症などの身体的
な側面をきちんと診断するだけで半分は解決します」

　「急に物忘れが進んだ場合、慢性硬膜下血腫や正常圧水頭症
などが原因であれば、治療できます。しかし、ゆっくりした変
化を無理に治そうとするとBPSDを悪化させることもあるので、
急激な変化以外は無理に治療する必要はないと思います」

　—心理・社会的な要因は。

　「患者さんが夜眠れないような環境だったり、介護者が患者
さんの問題行動ばかり指摘したりするようでは困ります。家族
が過敏な対応をするのも禁物です。患者さんのできないことを
家族が指摘し続けるよりも、できることに目を向けてもらい、
これまでの生き方を把握することも大切です」

　—心理・社会的なケアで、うまくいかない場合は。

　「薬剤を含めた生物学的治療になりますが、副作用があります。
薬剤以外では、脳内のセロトニンを増やすことで精神が落ちつ
くという研究によると、ジョギングやウオーキング、フラダン
スなどリズミカルな運動を５分以上続けること、歌や読経、起
床時の日光浴、朝散歩、マッサージ、肩たたきなどが、効果が
あるようです」

　—他にも方法はありますか。

　「私が提唱している薬剤以外の方法は、適度な運動や糖質制
限など、表(次ページ)に挙げた点です。これらによりアルツハ
イマー型認知症の原因となるアミロイドを分解する酵素を増や
し、アミロイドを作る酵素を阻害できますし、BPSDの改善に
つながります。ラベンダーのエッセンシャルオイルを使ったア

ロマセラピーにはBPSDを改善する効果があり、認知症治療病棟でも改善を確認しています」

「BPSDがなくなれば、物忘れは進んでも周囲にそんなに迷惑はかけないし、周囲の方がゆったりと見てもらえると、患者さんは安心して生活でき、病気に対する恐怖感や苦しみが和らいでくると思います」

アルツハイマー型認知症の原因となる アミロイド沈着を防ぐ薬剤以外の方法	
①	適度な運動（ウオーキングなど）
②	糖質制限、低脂肪食、赤ワイン（カベルネ・ソーヴィニヨン種）の摂取（空腹時の炭水化物摂取は避ける）
③	HDL-C（善玉コレステロール）を増やす LDL-C（悪玉コレステロール）を減らす
④	高血圧治療
⑤	糖尿病予防、血糖コントロール
⑥	禁煙（喫煙は認知症のリスクを高める）
⑦	歯周病予防（歯周病の炎症が脳に伝わり、アルツハイマー型認知症を悪化させる）
⑧	7時間前後の睡眠（睡眠障害患者は糖尿病のリスクが2〜3倍高まる）

認知症患者への接し方

自尊心を傷つけない

国立病院機構菊池病院（合志市福原）は、1977年から全国に先駆けて高齢者認知症の治療を実践し、特に患者の心理的な

ケアを重視した治療や援助にあたっています。以前、同病
院院長を務めた老年精神医学が専門の木村武実医師に、認
知症の患者さんへの接し方のポイントについて聞きました。

―認知症の患者さんは不安感を抱えているようです。

「患者さんは記憶障害のために体験の全体を忘れます。記憶
の帯が切れ切れになり不安感やパニック、混乱状態、間違い行
動などのBPSD（認知症の行動・心理症状）を来すこともあり
ます。BPSDは日常生活の中で何とか適応しよう、自尊心を保と
うとした結果と考えられます」

「したがって、『何をやっているんだ』『止めなさい』などと
説明を要求したり、忠告や注意をしたりすると、不安や混乱を
助長します。まずは、患者さんの気持ちを受け止めて不安を解
消し、その行動の理由を考えて対応する必要があります」

―接し方のポイントは。

「まず、自尊心を傷つけないことです。患者さんには『良い
仕事をしてきた』『たくさんの子どもを育てた』といった自負
があり、認知症になってもその自尊心は変わりません。間違っ
た行動などを頭ごなしに否定したり注意したりすると、自尊心
を著しく傷つけます」

「患者さんは行動も精神的な活動もゆっくりしているので、
話す、ケアをする、関わるときは意識的にゆっくり行う必要が
あります。また、聞こえにくいため、はっきりと話しかけまし
ょう」

―言葉の使い方など、伝え方の工夫はいかがですか。

「話を単純にして順を追って一つずつ簡潔に伝える必要があ

ります。患者さんに予定を早くから伝えると混乱や失敗を招きます。また、聞き慣れた言葉や方言など、患者さんが分かる言葉を使い、敬語で話してください。流行語やカタカナ言葉は避けましょう」

　「患者さんが注意を向けることができる視野は意外と狭いようです。1メートル以内に近づき、患者さんが寝ていたり、座っていたりする場合、腰を落として視線の高さを同じにして、意識して真正面から患者さんの目を見る必要があります。歩行中の患者さんに後ろから声をかけるのは禁物です。不安になったり驚いて転倒したりする恐れがあります」

認知症患者さんへの接し方

①自尊心を傷つけない
患者の間違いを頭ごなしに否定・注意しない
②ゆっくり はっきりと働きかける
③簡潔に伝える
話を単純にして、順を追って、1つずつ
④分かる言葉を使う
流行語やカタカナ言葉は避ける。敬語で接する
⑤視野に入って話す
視線の高さを同じにする
⑥感情に働きかける
敬愛の表情、ほほ笑み、うなずきを
⑦昔話を傾聴する
⑧現実を強化する
名前、日時、場所などを知らせる

木村武実医師著『認知症　症例から学ぶ治療戦略　BPSDへの対応を中心に』を基に作成

―話しかける際の表情は。

「話しかける内容が適切で優しくても、冷たい表情で抑揚の
ない声掛けをしたら、かえって患者さんは不安になります。敬
愛的な表情、ほほ笑み、温かいまなざし・うなずきが必要です。
何も言わずにニコニコして患者さんの手を握っているだけで、
患者さんは安心して笑顔も見られるようになります」

―よく話を聴くことも大切ですね。

「患者さんが最も輝いていた時期や苦労していた時期に着目
し、思い出のきっかけを用意して話を聴きましょう。生きがい
を感じて前向きに生きようという気持ちが強くなります」

「名前、日時、場所など現実の基本的なこと、特に、日常生
活に必要な月・季節、朝・昼・夜の区別を、日課や行事を通し
て患者さんに知らせることが大切です。重要なことは簡単な決
まり文句としてパターン化し、繰り返し丹念に教えることで伝
わるようです」

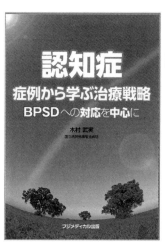

木村　武実医師の著書『認知症　症例から学ぶ治療
戦略　BPSDへの対応を中心に』。BPSD（認
知症の行動・心理症状）の本質を理解し、適切に対
応するための工夫が61の症例とともに紹介され
ています。（フジメディカル出版、136ページ、
3850円）

21

木村武実さん／熊本駅前木もれびの森心療内科精神科 院長

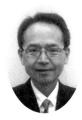

■きむら・たけみ

菊水町(現和水町)出身、宮崎医科大学卒、熊本大学大学院医学研究科修了。熊本大学病院神経科精神科講師、東家病院副院長、菊池病院臨床研究部長を経て、2014年に菊池病院長に就任。2018年8月、「熊本駅前木もれびの森心療内科精神科」開業。日本精神神経学会と日本老年精神医学会の専門医。精神科保険指定医。座右の銘は、一休宗純禅師が亡くなる直前に弟子へ送った手紙の中の言葉「大丈夫、心配するな、なんとかなる」。

【熊本県認知症疾患医療センター】

熊本県内では2009年、熊本大学病院を基幹型の認知症疾患医療センターと位置付けて、各地域拠点型病院と連携する独自の医療体制「熊本モデル」が構築されています。熊本大学病院から医師を派遣し、各センターのレベルを均等に保ち、連携を密に行う「基幹型モデル」として、全国初の試みです。2023年現在、センターは12カ所あり、県内全域をカバーしています。

各センターには、認知症の専門医や相談員が配置されています。患者の診断や治療方針の策定、治療を行うだけでなく、専門的な医療相談に対応し、地域のかかりつけ医や介護福祉施設、地域包括支援センター、地域自治体と連携して、認知症の患者や家族が住み慣れた場所で安心して暮らせることを目標に活動しています。

本人、家族、医療・福祉関係者など誰でも利用でき、相談費用は無料です。診療費用は各健康保険の適用となります。

▽熊本県内の認知症疾患医療センター

山鹿回生病院(山鹿市)、荒尾こころの郷病院(荒尾市)、熊本大学病院(熊本市中央区)、くまもと心療病院(宇土市)、天草病院(天草市)、みずほ病院(水俣市)、阿蘇やまなみ病院(阿蘇市)、菊池病院(合志市)、益城病院(益城町)、くまもと青明病院(熊本市)、平成病院(八代市、旧坂本病院)、人吉こころのホスピタル(人吉市)

【熊本県認知症コールセンター「認知症ほっとコール」】

熊本県と熊本市は、公益社団法人「認知症の人と家族の会」熊本県支部に委託してコールセンターを運営し、認知症に関する当事者や家族の悩みや心配事の相談を受け付けています。介護の専門職や家族介護の経験者らが相談に応じています。電話相談は午前9時〜午後6時、毎週水曜日と年末年始は定休日。

☎096-355-1755(さーここ いいなここ)

高齢者のうつ病

喪失体験を背景に発症

　高齢になると、慢性的な病気を抱えたり、身体や脳の機能が次第にもろくなったりして、抑うつを引き起こしやすい心理状態になります。高齢者のうつ病は、認知症発症のリスクになるとともに、最悪の場合、自殺につながることもあり、十分な対策が必要です。10年以上にわたり高齢者のうつ病や自殺の予防に取り組んでいる熊本大学保健センター長の藤瀬昇教授（日本精神神経学会専門医）に聞きました。藤瀬教授は「高齢者のうつ病治療ガイドライン」の草稿作成メンバーの1人です。

—高齢者のうつ病には、どのような特徴がありますか。

　「誰もが経験する気持ちの浮き沈みよりも程度が大きく、日常生活に支障を来すほどの気分の問題を、『気分障害』と総称します。代表的なものが、うつ病です」

　「高齢者のうつ病は、大切な伴侶や身内、友人を亡くす、健康を失うなど、さまざまな喪失体験を背景にして発症することが多いといわれています。便秘や肩こり、眠れないなど身体面の不調、悲観、希死念慮症状などの訴えが多いことが報告されています」

　「また、脳の加齢に伴う変化から、『遷延化』といいますが、症状が長引きやすいこと、物忘れなど認知機能障害を伴いやすいこと、そして自殺率が高いことなどが特徴です」

——高齢者のうつ病は、どのぐらい発症しますか。

　「2016年に実施された世界精神保健日本調査によると、高齢者のうつ病の生涯有病率は3.7％で、100人に4人弱が、一度は高齢者のうつ病にかかると推計されています」

　——認知症と高齢者のうつ病はどのような関連がありますか。

　「認知症の症状には、記憶障害、家事などに支障が出てくる実行機能障害、注意障害、視覚認知障害などがあり、これらを『認知機能障害』といいます。行動・心理症状には幻覚・妄想、抑うつ・不快、興奮、無関心（アパシー）などが含まれます」

　「うつ病との見分けが難しい症状として、認知症のアパシーがあります。アパシーは認知症に限らず脳卒中やパーキンソン病などの中枢神経疾患でもよく見られます。意欲障害、自発性の低下、無感情などが特徴的ですが、専門家でもうつ病との見分けが難しい場合があります」

　「物忘れを主に訴えて受診する人たちの中には、うつ病の人がときどき見られます。うつ病の診断基準を満たさない程度の状態を『抑うつ』といいますが、アルツハイマー型認知症や脳血管性認知症の4〜5人に1人程度に、抑うつが認められるという報告があります」

　——うつ病は認知症の発症につながりますか。

　「認知機能障害が目立つ高齢者のうつ病は、以前から『仮性認知症』と呼ばれてきましたが、近年、うつ病の既往が認知症のリスク要因であることが分かってきました」

　——家族や周囲の人がよく目配りをすることが大切ですね。

　「コロナ禍の中、ICT（情報通信技術）になじみの薄い高齢者の孤立が問題になってきており、自粛生活に伴う心理・社会的

影響は高齢者にとって深刻です。高齢者のうつ病に気付くことができるよう、そのサインを見逃さないようにする必要があります」

　—具体的にはいかがですか。

　「抑うつ気分があり、さらに趣味や好きなことへの興味の低下があると、大半はうつ病の可能性があります。体に不調が出るのに、検査をしても異常が見つからない、苦悩を抱えている、習慣だったことができなくなるといった場合は、うつ病のサインと考えられます」

高齢者のうつ病の特徴

- 身内や友人の死など喪失体験が影響する
- 不安・焦燥、心気的・身体的訴えが多い
- 抑うつ気分・悲哀を訴えることが少ない
- 遷延化しやすい（長引きやすい）
- 認知機能障害を伴いやすい
- 自殺率が高い

家族や周囲が気をつけたい 高齢者のうつ病のサイン

- 体に不調が出るが異常が見つからない
- 趣味や好きなことへの興味の低下
- 苦悩を抱えている
- 習慣だったことができなくなる
- 死にたい気持ちをほのめかす

背景にうつ、見守り必要

　高齢者の自殺の動機は健康問題が圧倒的に多く、その背景には、うつ病が強く介在しているといわれています。

　―高齢者の自殺予防に取り組む背景を教えてください。

　「高齢者のうつ病は自殺につながりやすい傾向があります。熊本県内の自殺死亡率は従来、阿蘇や人吉球磨地方が高い傾向にあります。阿蘇には精神科の基幹病院がありますが、球磨地方は精神科専門医の“無医地区”であることから、熊本大学神経精神科があさぎり町と共同して、うつ病予防・自殺予防対策事業に取り組んでいます」

　―どんな方法で進めましたか。

　「１次調査として2008年度から毎年度１地区1500人ずつ、全３地区を３年間かけて、65歳以上の住民全員を対象にアンケート形式の質問紙票を郵送しています。GDS-15(高齢者うつ評価尺度短縮版)でうつ状態が示唆され、頭から離れないほどの経済的な心配、死にたいと考えるという希死念慮がある方には、２次調査として、面接案内を郵送した上で、精神科医が公民館などで面接を実施しています(最近は電話調査に変更)。うつ病を含む何らかの精神障害が認められた場合は、ご本人の希望を確認した上で、介護サービスや町の健康相談、かかりつけ医、精神科医につなぐなどの対応を続けています」

　―どんなことが分かりましたか。

「家族形態、特に独居かどうかに注目していますが、独居の高齢男性が抑うつと有意に関連していました。これは北日本を中心とした従来の研究とは異なる傾向です」

　―従来の研究とは。

「秋田県、福島県、新潟県など北日本で実施された調査では、抑うつ傾向の強い高齢者や自殺した高齢者は、家族と同居していた例が多かったのです。高齢者が家族と同居している中で、家庭内で孤立してしまうと、抑うつや自殺などの深刻な状況につながるのではないかと考えられていました。一方、あさぎり町の結果からは、従来の研究で見られた傾向は全国一様に見ら

うつ病のスクリーニング（ふるい分け）テスト

質問	最近2週間に以下のような問題がどのくらいの頻度でありましたか？

- 何かやろうとしてもほとんど興味が持てなかったり楽しくない
- 気分が重かったり、憂鬱だったり、絶望的に感じる

- 全くない＝0点
- 数日　　＝1点
- 2週間の半分以上＝2点
- ほぼ毎日＝3点

※2つの質問への回答の合計が3点以上の場合に、うつ病の可能性ありと判定する
※3点以上であれば、精神科医による「こころの健康相談」を勧め、保健師に申し送る

Wooleyら（1997）の論文から＝久里浜アルコール症センター（現・国立病院機構久里浜医療センター）による翻訳

れるものではなく、地域によって異なることが分かりました」

—アンケートに答えていない項目のある人たちについては。

「未回答の項目がある方たちと、ない方たちを比較すると、未回答がある方に多く見られたのは、女性、定期的な通院、不眠、食欲減退、抑うつ、希死念慮でした。一般的にアンケートでは、未回答の方たちは外して検討することが多いのですが、未回答の人を除外すると、希死念慮などのうつ病の可能性が高い人までも外すことになり、うつ病の割合を低く見積もってしまうことになります。これでは調査の本来の目的が損なわれ、注意が必要だということが、今回の研究で分かりました」

—面接調査はいかがですか。

「2次面接調査に参加しない人たちにも特徴が見られました。参加しない人の方が、アンケートに基づくうつ状態の程度が高かったのです。参加しなかった方には繰り返し電話をかけ、聞き取りをして、簡便なスクリーニング（ふるい分け）検査で、うつ病の可能性があると分かった場合に、精神科医が無料で診察する『こころの健康相談』を受けるよう勧め、保健師さんに申し送るようにしています」

—効果はいかがでしょうか。

「地域住民の心の健康に対する関心の高まりを実感しています。また、地域と医療、福祉関係者の連携や保健師さんたちのスキルアップにもつながっています」

—2022年9月、自殺予防週間（10〜16日）に合わせて、熊本市で開かれた第46回日本自殺予防学会総会では、大会長を務められました。

「コロナ禍の中、約3年ぶりのフル規格開催でもあったためか、

予想を大幅に上回る、55題の一般演題、7つのシンポジウムと5つの教育講演、そして研修会およびワークショップ、さらには島薗進先生(上智大学グリーフケア研究所)による『「なぜ自殺をしてはいけないか」から「自殺しないほうがいい理由」へ』という対談形式のオープニングセッションなど、これまでにない盛りだくさんのプログラムを用意できました。学会初のハイブリッド形式の開催で、皆さまの並々ならぬ熱意を実感しました」

　—大会の意義をあらためて教えてください。

　「コロナ禍では、若年者と女性の自殺者数の増加が注目されている一方で、高齢者の孤立も一層深まっています。昔から世界的に、高齢者の自殺率は他の年齢層に比べて高いことが指摘されています。熊本は従来、老年精神医学の盛んな地域でもあり、若年者だけでなく、改めて高齢者の自殺予防にも目を向けてみたいと考え、大会テーマを『地域における自殺予防の取組みと実践—若年者から高齢者まで—』としました」

　「理論の裏付けはもちろん大事ですが、自殺予防という社会的活動は必ずしも理論が先行していなくても、身近なこととして持続的に普及していくことが望ましいと考え、より間口を広げる意味で、敢えて『取組み』という言葉も盛り込みました。改めて、地域に根差したいろんな分野の方々との息の長い連携が大事だと考えています」

五高出身者が創始し100年

日本独自の神経症の治療法、「森田療法」が誕生して2019年で100年を迎えました。創始者の森田正馬(1874~1938年)は、実は旧制第五高等学校(現熊本大学)の出身です。藤瀬昇教授らは2018年末、森田や五高出身者の足跡をたどる『森田療法と熊本五高』を出版、貴重な記録となっています。

―出版に至った経緯を教えてください。

「森田先生が五高出身というご縁から、2017年11月に熊本大学で第35回日本森田療法学会を開催し、私が大会長を務めました。これを機に、森田先生の足跡を広く知ってもらおうと、関係者11人が執筆しました」

―森田はどんな人物でしたか。

「高知県に生まれ、土佐中学を経て1895(明治28)~98年にかけて五高・三部(医科)に在籍し、精神医学を志しました。東京帝国大学(現東京大学)医学部を卒業後、1919(大正8)年に森田療法を創始し、東京慈恵会医科大学の教授になりました」

「個人の名前を冠した確たる精神療法は他になく、森田先生は精神科医療のカリスマです。西洋の精神分析、東洋の森田療法と形容されることもあるほどです」

―森田療法の対象は。

「主に不安や葛藤がベースにある神経症が対象です。強迫性

障害やパニック障害、社交不安症などです。神経症は、本来どうしようもないことにすごくとらわれ、症状を悪化させてしまいます。そのメカニズムについて患者さんと話し合いながら、不安を『あるがままに』受け入れてもらう。そうした発想の転換が治療の根底にあります。東洋的人間観に根差しており、青少年から高齢者まで幅広く対応できる療法です。かつては入院治療でしたが、現在は外来が中心で投薬も併用されます。メンタルヘルスの分野でも活用されています」

「森田先生は幼い頃、寺の地獄絵図を見て、恐怖におののき、神経症、パニック障害を抱えていました。五高時代は比較的落ち着いていましたが、東京帝大時代に再発。どんな症状でも耐えると覚悟して勉強に打ち込んだところ、発作は起きず、あるがままに受け入れる姿勢の大切さを悟り、森田療法を生み出すきっかけになりました」

　—どんな医療機関が採用していますか。

「森田療法センターを設置している東京慈恵会医科大学や静岡県の三島森田病院、浜松医科大学病院などです。熊本に専門の医療機関はありませんが、協力医がいます」

「森田療法の最大の特徴は、当事者による自助グループである『NPO法人　生活の発見会』が、熊本を含む全国組織として展開されていることです。その成り立ちには、共同通信社の記者だった水谷啓二（1912〜70年）をはじめ、社会教育者の田澤義鋪、下村湖人、永杉喜輔といった五高出身者が中心的な役割を果たしていました」

「特に尽力したのが、八代市生まれで五高から東京帝大に進んだ水谷氏です。重度の神経症に悩み、森田先生に巡り合って

完治した経験から、1956年に自宅を開放して合宿のような形で患者さんが集う場を提供したのです。これが『生活の発見会』の母体となりました」

「水谷氏の長女、比嘉千賀さんは、さいたま市の精神科クリニック院長です。京都森田療法研究所主宰で精神科医の岡本重慶（しげよし）さんと私の3人が共同編者を務めました。資料を調べていく中で、森田先生が住んでいた下宿が薬園町にあったと特定できました」

—五高の英語教師だった夏目漱石との接点はありましたか。

「漱石は森田先生の入学から半年後に赴任し、同郷で後輩の寺田寅彦も1年後に入学しました。残念ながら森田先生と漱石との交流の記録は見つかっていませんが、3人が一緒に黒髪の地で過ごしていたと思うとロマンを感じます。興味を持たれた方は、ぜひ本をご覧いただければ幸いです」

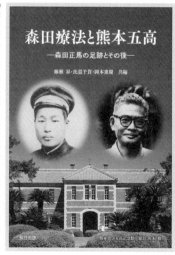

『森田療法と熊本五高—森田正馬の足跡とその後—』（熊日出版、168ページ、1296円）。写真左は森田正馬、右は水谷啓二

【NPO法人生活の発見会】神経症の当事者による自助グループ「生活の発見会」のホームページには、セルフチェックシートや全国の集談会の案内が掲載されています。

32

藤瀬　昇さん／熊本大学保健センター長・教授

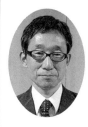

■ふじせ・のぼる

佐賀県出身、熊本大学大学院医学研究科修了。熊本大学病院神経精神科講師を経て、2016年から熊本大学保健センター教授、2017年から現職。日本老年精神医学会専門医。日本自殺予防学会評議員。熊本大学病院非常勤診療医師。精神保健指定医、日本精神神経学会専門医・指導医。「趣味はテニス。昔、年越しテニスと称して、大みそかの夜にやっていたこともあります。最近は着なくなった衣服の再利用にハマっています」

【講演「早期認知症と高齢者のうつ病」】

　藤瀬昇教授は2016年9月、熊本市で開かれた第58回肥後医育塾公開セミナー（肥後医育振興会、熊日など主催）で「早期認知症と高齢者のうつ病」と題して講演しました。QRコードから講演の要旨を読むことができます。

骨折防止　治療の目標に

　骨の強度が低下してもろくなり、骨折しやすくなる「骨粗しょう症」。国内の患者は、高齢化の進展に伴って増加し、約1300万人といわれています。あけぼのクリニック（熊本市南区白藤）の松下和徳院長（日本整形外科学会認定医）に聞き、骨粗しょう症の特徴や治療法などを紹介します。

―骨粗しょう症の特徴を教えてください。

　「骨粗しょう症は、骨強度の低下を特徴として、骨折の危険性が増大する骨格疾患です。わずかな衝撃でも、時には、はっきりした外傷がなくても骨折してしまい、特に背骨、手首、腕の付け根、股関節（ももの付け根）などに骨折が多く起こります」

　「特に股関節の骨折（大腿骨近位部骨折）は、最も注意が必要です。治療はほとんどの場合、手術が必要になります。この骨折が引き金になり、特に高齢者は体力が低下して寝たきりになったり、他の病気を起こしたりして早期に亡くなることもあります」

　「骨粗しょう症によって骨折すると、QOL（生活の質）を大きく損ない、健康寿命が短縮し、生命予後が悪化して死亡につながります。だからこそ早期に発見し、骨折防止を目標に治療を始める方がいいです。しかし、1300万人といわれる患者のうち、医療機関で薬物療法を受けている人は、20〜30％程度に過ぎないのが現状です」

　―骨粗しょう症は、どのようにして発症しますか。

　「骨の内部では、常に古い骨を壊し、新しい骨に作り替える再構築が続けられています。破骨細胞が既存の骨を削っていく『骨吸収』の後に、骨芽細胞が集まって新しい骨を形成する『骨形成』が起きているのです。このような骨の新陳代謝を『骨代謝』といいますが、このバランスが崩れると、骨量が減少し、骨粗しょう症になります」

　「骨強度は、骨密度と骨質の二つの要因からなり、骨強度の７割が骨密度によって決まります。骨粗しょう症そのものでは、自覚症状がほとんどありませんが、症状がなくても、『骨折しやすい状態かどうか』で診断します。糖尿病や高血圧といった疾患と同様に、症状がなくても診断されます」

　―骨粗しょう症の原因は何でしょうか。

　「骨粗しょう症は、もともと女性ホルモンの減少や、骨の材料となるカルシウム、ビタミンDの不足が原因で起こると考えられていました。しかし、患者の60％以上は、高血圧症や糖尿病、慢性腎臓病（CKD）、慢性閉塞性肺疾患（COPD）といった生活習慣病を合併しています。骨粗しょう症は、老化そのものと関係し、老化とともに起こるさまざまな生活習慣病の一環として発症することが示唆されています」

　―骨粗しょう症による骨折のしやすさを左右するのは何ですか。

　「骨粗しょう症の骨折のリスク因子には、（１）既に脊椎骨折がある（２）骨密度が低い（３）骨代謝マーカー（血液検査で分かります）の異常―という三つがあり、骨折リスクはこれらの因子が多いほど増大します。このためリスク因子そのものの治療や転倒予防策がとても大切です」

骨折リスクに合わせ薬選択

　骨粗しょう症の治療では、多様な薬剤が登場しています。どのように選ぶのでしょうか。

―まず診断が大事です。

　「立った高さからの転倒に相当する『軽微な外力』で起きる骨折を『脆弱性骨折』といい、骨粗しょう症が原因で発生します。一度、脆弱性骨折を起こすと、再骨折のリスクが2～4倍に高まり、『骨折の連鎖』が懸念されます」

　「『骨粗鬆症の予防と治療ガイドライン』では、骨量を低下させる他の疾患を除外した上で、大腿骨近位部（股関節）や椎体（背骨）に脆弱性骨折の既往があれば、骨粗しょう症と診断し、薬物治療をすぐ開始すべきだとされています。また、骨密度や大腿骨近位部骨折の家族歴などを基に、治療開始の判断をします。従来よりも診断を簡便にして速やかに治療に入るという考え方です」

　―治療薬の選び方はいかがですか。

　「現在は治療薬ラッシュといわれるほど薬が増えており、内服薬、点滴、静脈注射、皮下注射、自己注射など多くの種類があります。患者さんの年齢や骨密度、骨質、骨粗しょう症以外の疾患など、病態や骨折リスクに合わせて薬剤を選ぶことが大切です」

　「患者さんの骨量の減少が骨吸収亢進、つまり破骨細胞が既

存の骨をどんどん破壊しているためなのか、または骨形成の低下によるのか、どちらが主体かによって薬を選びます。骨量の低下した部位を考慮した選択も重要です」

　―閉経後の女性の骨粗しょう症に使う薬は。

　「閉経後早期での骨吸収亢進に対しては、女性ホルモンのような働きをする選択的エストロゲン受容体作動薬（SERM）を第一選択薬とし、骨を吸収する破骨細胞の働きを抑え、骨密度を増やします。また、腸でのカルシウム吸収を促進する活性型ビタミンD3製剤の併用を考慮します」

　―大腿骨の骨折リスクが高い患者はどうですか。

　「破骨細胞の働きを阻害するビスホスホネート製剤や、6カ月に1回投与する『抗RANKL抗体製剤』と呼ばれる注射薬を選びます。ビスホスホネートは、推奨度が高く、最も用いられていますが、服薬方法にも注意が必要な薬です」

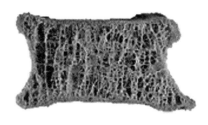

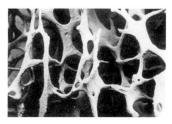

骨粗しょう症の腰椎の断面。下の拡大写真では、骨が隙間だらけになっている状態が分かる

—骨密度が非常に低く、骨折リスクの高い患者には何が推奨されますか。

「骨芽細胞を活性化して骨密度を強力に増やすテリパラチドや、骨形成骨吸収抑制という二つの作用を併せ持つロモソズマブという選択肢があります。いずれも注射薬です」

—治療薬の効果は実際、どれぐらいでしょうか。

「薬によって異なりますが、２年間で骨密度を２～13％増加させるという結果が報告されています。適度な運動や適度に日に当たることなども骨密度を上昇させることに重要であることは言うまでもありません」

骨粗しょう症と顎骨壊死

歯科治療前に口腔管理を

骨粗しょう症の薬を服用している患者が抜歯などの歯科治療を受けた後、「顎骨壊死」という合併症がまれに起きます。また、過剰なカルシウム摂取が健康を損なう場合もあるそうです。

—顎骨壊死とは何ですか。

「抜歯やインプラント治療などの侵襲的歯科治療後に、細菌感染から顎の骨が壊死して溶ける極めて治りが悪い疾患です」

「全ての骨粗しょう症治療薬で問題になっているわけではなく、歴史が古く国内で最も使用されているビスホスホネート、抗RANKL抗体製剤で報告されています。薬剤使用者年間10万

人当たり0.85人と頻度は非常に少ない疾患です」

　―どのように対処しますか。

　「骨粗しょう症や歯科の関係学会が合同でまとめた見解では、口腔内には800種類以上もの細菌が存在し、歯周病などを介して顎骨に細菌による炎症が波及しやすいといった特殊性が、顎骨壊死に関与していると指摘されています。このため、侵襲的歯科治療が行われる際には、口腔内の清潔を保つ事前の口腔管理が極めて重要で発症予防につながります」

　「骨吸収抑制剤を服用している患者さんの口腔管理に対して、月1回の歯科での保険診療が認められています。医師と歯科医による連携した口腔管理が望ましいです」

　―歯科治療の際は、薬を休んだ方がいいのですか。

　「2018年11月の日本口腔外科学会における、日本骨粗鬆症学会との合同シンポジウムでも、予防休薬は不要とのコンセンサスが得られています。理由は①歯科治療の前後に、骨吸収抑制剤の中止は不要(むしろ休薬は骨折リスクを増やすため害になる)②骨吸収抑制剤の使用年数による顎骨壊死のリスクの増減はない―というエビデンスからです」

　―骨を丈夫にするための栄養の摂取は。

　「ビタミンDはカルシウムの吸収を助け、ビタミンKは骨形成の働きを促します。マグネシウムが不足するとカルシウムが骨から溶け出しやすくなります。これらは基本的に食事から取ってください。カルシウムは骨の原料になる栄養素で、骨粗しょう症の患者さんは1日700～800ミリグラム程度の摂取が勧められています。ただし、サプリメントなどで過剰に取ると、心臓障害や腎臓障害などを引き起こしますので、定期的な血液検査

が必要です」

―治療を続ける上での注意点は何ですか。

「骨密度だけでなく、血液検査で分かる骨代謝マーカーの測定などで、定期的に薬の評価をしていくことが肝要です。持病や骨粗しょう症の重症度などを総合的に鑑みた上で主治医とよく相談し、適切な食事と運動療法を併用することが、骨折の予防や健康寿命を延ばすためには非常に大切です」

「2008年にWHOが公表した骨折リスクを評価する指標でFRAX（フラックス）があります。臨床上の危険因子を入力し、大腿骨頸部の骨密度のデータと組み合わせて、10年以内の大腿骨近位部骨折、主要骨粗しょう症骨折（脊椎、前腕、股関節部、肩部）の発生リスクがどれほどあるのかを評価することができます。パソコンで誰でも簡単に自分の10年後の骨折の予測ができますので利用してください」
（QRコードは骨粗鬆症財団「骨折リスク評価ツール」）

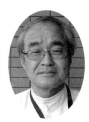

松下和徳さん／あけぼのクリニック院長

■まつした・かずのり
天草市出身、久留米大学医学部卒。医学博士。佐賀医科大学病院を経て、1998年から現職。日本整形外科学会認定医、日本リウマチ学会認定医、日本リハビリテーション医学会認定臨床医、日本整形外科学会認定スポーツ医、日本体育協会認定スポーツドクター、麻酔科標榜医。趣味は、草花を育てることや、100円ショップで診療に使えそうなフットケア用品などを見つけることです。それからアルトサックスも手に入れました。

リウマチ膠原病の特徴

免疫異常で炎症、全身に

　関節リウマチや全身性エリテマトーデスなど、全身の血管や皮膚、筋肉、関節などに炎症が認められる病気は総称して、「リウマチ膠原病」と呼ばれています。桜十字病院(熊本市南区御幸木部)の中村正・院長補佐(日本リウマチ学会指導医)に、リウマチ膠原病の全体像や症状の特徴などを解説してもらいます。

　—リウマチ膠原病はどのような病気ですか。

　「膠原病は、1942年に米国の病理学者クレンペラーが提唱した疾患で、原因不明の発熱や皮疹、関節の痛みなどの症状が共通して認められます。女性に多く、比較的若い女性の原因不明の発熱の病気として見つかることもあります。関節リウマチや全身性エリテマトーデス、強皮症、シェーグレン症候群、多発性筋炎、血管炎など、さまざまな病気が含まれています」

　—膠原とは何ですか。

　「膠原は、細胞と細胞をつなぐ膠状の膠原線維のことです。リウマチ膠原病はその線維が構成する結合組織が、免疫異常により炎症を起こす全身性疾患です。詳しく言えば、(1)内臓をめぐる血管、細胞と細胞の隙間を埋める結合組織(膠)の病気(2)自己の免疫システムが自分自身を攻撃してしまう病気(3)体の関節・筋肉などの骨格系に痛みや炎症を起こす病気—という三つの要素があり、これらがさまざまな程度に合わさったも

のです」

―症状の特徴を教えてください。

「関節や筋肉などの骨格系に痛みや腫れ、こわばりを来します。関節や筋肉を構成する結合組織に自己免疫的な機序による炎症が生じます。疾患によっては明確な遺伝性が認められ、感染症や悪性腫瘍が影響することがあります。それは感染症や悪性腫瘍でも免疫系が作動するからです」

―診断はどのようにしますか。

「原因不明の発熱や皮疹、関節の痛みなどの症状が見られた場合、リウマチ膠原病に特徴的な徴候があるかどうか全身を診察します。比較的共通して見られる症状として、冷たい水につけたときや冬の寒い朝に手足の先が白く変化し、しびれなどの症状が見られる『レイノー症状』があります。結合組織が構成する手足の血管で、循環障害に原因があると考えられています」

「眼や口の中の渇き、握力の低下、手指のしびれ、爪の変形などが徴候であることもあります。皮疹は、ほとんどのリウマチ膠原病で認められ、専門医の診察が必要です」

―リウマチ膠原病が疑われたら、どうしますか。

「血液検査を行います。疾患に比較的特徴的な自己抗体が検出されることがあります。貧血や筋肉の炎症のさらなる検査、画像的検査、尿検査など、リウマチ膠原病は全身の病気ですので、それぞれのリウマチ膠原病の確定診断には、得られた身体所見や検査結果を総合的に考え合わせて行うことになります」

リウマチ膠原病の主な症状

①全身の症状…発熱、疲労感、朝のこわばり感、手足のむくみ

②神経・精神症状…しびれ、うつ、不眠、(少ないながら)けいれん

③心肺の症状…息切れ、胸の痛み、動悸

④腎臓の症状…血尿や蛋白尿

⑤関節や筋肉の症状…関節の腫れ・痛み・動かしにくさ

⑥皮膚の症状…顔面皮疹、脱毛、体幹・四肢の皮疹、レイノー症状

⑦口や目の乾燥感

リウマチ膠原病の成り立ち

1 結合組織病

リウマチ膠原病

2 自己免疫疾患

3 リウマチ性疾患

1 臓器を構成する結合組織に病変の主座があるという病理学的概念で、「リウマチ膠原病」で提唱された病気

2 疾患の原因からの分類で、免疫システムの異常に基づく病気

3 関節などを含む骨格系に異常を来す病気

リウマチ膠原病の治療

適切な服薬で安定

　リウマチ膠原病の治療は、病態解明の進歩などによって近年、革新的な進歩を遂げています。最近の治療法について聞きました。

　—リウマチ膠原病の治療は一般的にどのように行いますか。

　「リウマチ膠原病は、自己の免疫システムが自己をさまざまな免疫機構で攻撃するという自己免疫疾患の要素を持っています。各々の疾患で詳細な治療法は異なりますが、一般的には、病気を引き起こすリンパ球の働きを抑制するため、過剰な免疫反応を制御する目的で、ステロイド剤や免疫抑制剤を使用することが多いです」

　—どのような使い方をしますか。

　「各症例の病態の程度に応じて薬の種類と量を決定します。一般には免疫抑制のために初期に十分量を用い、病状を見極めながら、徐々に減量し、維持量に持っていきます。使用方法や副作用など十分な知識が求められ、専門医のもとでの加療が望ましいです」

　「他の領域の疾患と同様、リウマチ膠原病の分野でも早期診断、早期治療介入の考え方が定着し、診断法の進歩や新たな治療薬の開発で、『生活の質』の最大化や生命予後の改善が認められます」

　—副作用はどうですか。

「ステロイド剤による高血圧や代謝異常症、骨粗しょう症などを合併したり、過剰に免疫を抑制したりすることで、かえって抵抗力が弱くなり、日和見感染症などにかかりやすくなります」

—リウマチ膠原病は完全に治りますか。

「薬を適切に服用していれば安定した寛解状態を維持でき、日常生活を送れます。完全な治癒は難しいですが、早期に治療介入することで、より良好な予後が期待できます。薬を自己判断で中止すると、病状が悪化し、致命的なこともあります」

「適切な薬剤を適切に用い、薬剤の効能を最大限に発揮して副作用を最小限にすることで、日常生活を維持でき、安定したこれまで通りの社会活動が送れます。肺・心臓・腎臓・神経などに重篤な病態が生じれば、ステロイド・パルスあるいはエンドキサン・パルス療法、大量ガンマ・グロブリン療法や血液浄

リウマチ膠原病の治療

過剰免疫応答の制御が目的 → ステロイド剤や免疫抑制剤 → 病態の程度に応じて薬の種類と量を決定 → 初期は十分量 → 症状を見極め徐々に減量 → 維持量へ（寛解状態）

副作用
- ステロイド剤による高血圧、代謝異常症、骨粗しょう症などの合併症
- 過剰な免疫抑制による日和見感染症などの易感染性

45

化療法が適応となります。早期に適切に対応すれば回復できる可能性が高いです」

―日常生活での注意点は何ですか。

「まずは自分の病状がどれほどで、どんな薬を服用し、その薬の副作用は何か、といった自分を取り巻く状況と、病気という相手をよく知っておくことが重要です。主治医に相談したり、いろいろな情報を適時に得たりして、よく勉強しておくことが大切です」

「リウマチ膠原病には、依然として明確な治療戦略が確立していない疾患もありますが、病態が次第に解明され、また、新しい治療薬の開発も鋭意進められています」

関節リウマチの特徴

発症早期の診断、治療を

リウマチ膠原病の中でも関節リウマチは患者数が全国で約70〜100万人とありふれた疾患です。病態や治療法、患者の注意事項など解説してもらいます。

―関節リウマチはどのような病気ですか。

「関節リウマチは、全身の関節に痛みや腫れが生じます。女性が男性の3〜4倍多く、一般人口の高齢化もあり、高齢発症例や高齢患者の占める割合が高くなってきました。最初は両手、両足の小関節に左右対称性の朝のこわばり感や、腫れて痛みを伴うことが多いですが、膝や肩などの大関節に生じることも少

なくありません。朝のこわばり感など、午前中に関節の痛みや腫れが強く、午後から徐々に回復するのが特徴です」

「治療がうまくいかず進行すると、関節の機能が低下し、手足の指の変形や腱の障害による特有の変形が生じ、仕事や日常生活が非常に困難になります。発症当初の病変は関節ですが、進行すると眼、肺、腎臓、心臓、皮膚、神経など全身に及びます」

　—原因は何でしょうか。

「原因はまだ完全に解明されていませんが、遺伝的な素因に加えて喫煙や歯周病などの環境因子が関与し、自己免疫異常が生じ、関節を包んでいる滑膜の炎症が起こり、増殖した滑膜が軟骨や骨を破壊して関節機能を損なうことが分かっています。『タンパク質のシトルリン化』と呼ばれる異常な構造変化が生じ、それを異物とみなして、異常な免疫応答が起こります。関節をはじめとする全身の臓器で免疫応答を引き起こす異常なリンパ球が生じ、関節滑膜で自己免疫性炎症が起こり、軟骨や骨を破壊します。適切に治療が行われないと発病からほぼ2年以内に50％以上の割合で不可逆性の関節破壊が起きます」

　—診断の方法を教えてください。

「関節リウマチと早期に分類するためには、（1）罹患関節破壊の程度と数（2）血清学的因子の有無（3）急性期炎症反応の有無（4）関節炎の罹病持続期間—の4項目で行います。血管炎を伴う重篤な内臓障害を合併した場合は悪性関節リウマチで、難病法で医療費の公的助成が行われます」

　—とても苦しい慢性の病気ですね。

「関節リウマチは治療がうまく行われなければ、単に関節痛だけの問題ではなく、関節の機能予後も生命予後も不良となり

ます。さらに関節リウマチに罹患することで、就業できなかっ
たり、仕事を失ったり、社会的影響が大きいです。また、関節
破壊による機能障害で日常生活動作が低下し、あるいは肺や腎
臓などに種々の関節外症状が合併し、心血管系の疾患、悪性リ
ンパ腫、ＡＡアミロイドーシスなど、深刻な病状に陥る可能性
があり、早期診断と早期治療介入は重要です」

　「炎症による腫れや痛みは薬を使って抑えられますが、関節
は一度破壊されたら元に戻りません。発症２年以内の早期に治
療を始めることが重要です」

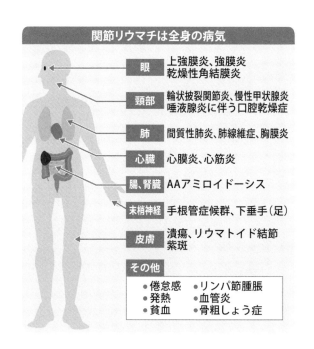

関節リウマチは全身の病気

眼	上強膜炎、強膜炎 乾燥性角結膜炎
頸部	輪状披裂関節炎、慢性甲状腺炎 唾液腺炎に伴う口腔乾燥症
肺	間質性肺炎、肺線維症、胸膜炎
心臓	心膜炎、心筋炎
腸、腎臓	ＡＡアミロイドーシス
末梢神経	手根管症候群、下垂手（足）
皮膚	潰瘍、リウマトイド結節 紫斑

その他
- 倦怠感　　●リンパ節腫脹
- 発熱　　　●血管炎
- 貧血　　　●骨粗しょう症

関節リウマチの最新治療

薬の副作用、十分な理解を

　関節リウマチは、かつては「治らない病気」とされ、症状を和らげ、進行を遅らせる治療が主流でした。近年は、新しい治療薬が次々に開発され、治療法は劇的に進歩しています。

―治療薬の進展は著しいのですね。

「関節リウマチは痛いだけの病気と考えられ、元には決して戻らない関節破壊を止める薬はありませんでした。20世紀半ば、ステロイド薬が開発され使われましたが、重大な副作用が報告され、その使用を控える時期がありました。その後、免疫抑制剤や抗リウマチ薬が登場し、メトトレキサート（MTX）を含む合成抗リウマチ薬が開発されました。さらに生物学的製剤が登場し、低分子キナーゼ（JAK）阻害薬に至っています」

「現在は、治療の中心薬であるMTXを早期から十分量使用できるようになりました。他の抗リウマチ薬との併用、短期間のステロイド薬使用、生物学的製剤やJAK阻害薬の導入などによって、治療は格段に進歩しています。検査所見が正常化、関節症状が治まった『寛解』の導入達成と維持が治療戦略の核となっています」

―MTXとは何ですか。

「MTXはビタミンの一種である葉酸に似た分子構造を持ち、元来悪性腫瘍に使われます。週に１回服用して、関節滑膜の炎

症を、服用する量が多ければそれだけ強く抑制し、葉酸を併用することで副作用の発現率を抑えます。MTXを使った人の30〜40％程度が寛解となりますが、寛解を維持できる割合はまだ低くなります。MTXは、関節リウマチ治療の中心となる『アンカードラッグ』です。MTXを含めた従来型抗リウマチ薬で効果が不十分な場合は、生物学的製剤や低分子キナーゼ阻害薬を使うというガイドラインが提唱されています」

　—MTXに注意すべき点はありませんか。

　「MTXは正しく服用しないと、十分な効果を発揮できません。また、消化器症状をはじめ、肝障害、白血球減少など多くの副作用があり、重篤な間質性肺炎もあります」

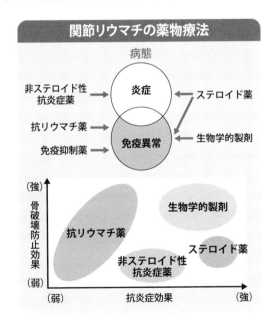

―生物学的製剤とは、どんなものですか。

「生物学的製剤は、体内に存在する炎症を引き起こす物質やその活性を抑えることを目的にした分子標的薬です。もともと体内にあるタンパク質を含んでいるため、体に優しいという半面、治療効果は強力であり、易感染性などの有害事象には留意が必要です」

「生物学的製剤の登場により、臨床的効果だけでなく、関節破壊をほぼ完全に抑えられることが分かり、強力な治療をできるだけ早期から行えば、骨・軟骨破壊を抑制し、その後の機能障害を防げることが分かってきました」

―生物学的製剤と低分子キナーゼ阻害薬の課題を教えてください。

「まず、薬価が高いという点は、普及という観点から大きな課題です。いずれも、ガイドラインに沿って使用すればとても有効な薬剤ですが、前者は分子量が大きく投与経路は注射になり、後者は経口です。ともに易感染性に留意が必要で、特に後者は帯状疱疹に気を付けなければなりません。使用前の帯状疱疹ウイルスワクチン接種が勧められます。どのような薬剤にも光と影がありますので、十分な理解が医療者・患者ともに必要です」

災害時の関節リウマチ患者

清潔保ち感染症に注意

2016年4月の熊本地震、あるいは2020年7月の熊本豪雨では、多くの人が避難所に寝泊まりしたり、車中で過ごし

たりするなど、不便で不安な生活を余儀なくされました。
関節リウマチの患者さんを中心に、災害時に心掛けるべき
ことを聞きました。

—被災した患者さんは、どのような点に注意したらよいですか。
「熊本地震では大きな余震が多発したため、車の中に寝泊ま
りしている方が大勢いました。このような車中泊の被災者で、
突然死のリスクがあるエコノミークラス症候群を発症する方が
相次ぎました」
—エコノミークラス症候群は、最近では「旅行者血栓症」とも呼
ばれています。どんな症状ですか。
「足を動かさず長時間同じ姿勢のままで、水分を十分取らず
にいると、脚の静脈に血栓(血の塊)ができやすくなります。そ
の血栓が肺に詰まると、呼吸困難や心停止を招く恐れがあり、
命に関わります」
—どう対処したらいいですか。
「災害時の避難所では、心身の負担が大きく、健康悪化が懸
念されます。車の中で長時間、座ったままの姿勢で眠るのは避
けましょう。トイレの回数を減らそうと、水分を控えるのも良
くありません。足首の運動をする、ふくらはぎのマッサージを
する、十分に水分を補給する—などして予防に努めてください」
—関節リウマチの患者さんが、ふだん服用している薬については
いかがですか。
「医師から処方された薬は７日分くらい余計に持っておくと
よいでしょう。災害でステロイド薬などの内服薬を中止せざる
を得なくなると、関節リウマチの症状が急激に悪化することが

明らかになっています。お手元の内服薬を確認して、次の外来受診日までの薬の量を厳密に調節して処方してもらうよりも、少し余る程度に処方してもらいましょう。薬のストックはできればバッグなどに入れ、常に持ち歩いてください」

「関節リウマチの治療薬は免疫を抑制する作用があり、感染症の防止がとても大切です。避難所では水の供給が不十分かもしれませんが、できるだけ手洗いに努めるなど清潔を保ってください」

―他に注意点はありますか。

「災害時には、かかりつけの医療機関を受診することができ

関節リウマチ治療時の注意点

- **不潔な手で決して自分の目、耳、鼻に触れない**

- **帰宅後にすぐ手洗い・洗顔・うがいの励行**
  （細菌、ウイルスを洗い流す）

- **手・皮膚の傷の有無を毎日チェックする。小まめに消毒する**

- **爪切りは丁寧に。深爪に注意**
  （爪は細菌が侵入しやすい）

- **かゆい部分を爪でかかない**
  （水虫などが全身へ広がる原因になる）

織部元廣医師（大分市・織部リウマチ科内科クリニック院長）の資料から引用・改編

なくなる可能性があり、救護所などの医師の診察を受ける場合もあり得ます。自分の病状を上手に伝えられるよう、病名はもちろん、どんな合併症があるのかも必ず把握しましょう。例えば、糖尿病や間質性肺炎、アミロイドーシスなどです。できれば最近の検査データや内服薬の名前、量も控えておいてください。生物学的製剤や低分子キナーゼ阻害薬を使用している方は、現在何を使っているのか、すぐに説明できるようにしましょう」

　「また、腎臓の働きの悪い方は、痛み止めや胃薬、抗生物質の量を減らす必要があります。お薬手帳や検査データのコピーがあれば、かかりつけの医師でなくても治療方針をある程度判断できます」

中村　正さん／桜十字病院　院長補佐

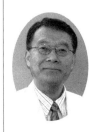

■なかむら・ただし
鹿児島県出身、熊本大学大学院医学研究科修了（医学博士）。日本内科学会総合内科専門医、日本リウマチ学会・日本血液学会指導医。トラベル・アワード（米国血液学会）、日本炎症再生医学会奨励賞、熊本医学会賞（熊本大学医学部）、リウマチ性疾患臨床医学賞（日本リウマチ財団）、Modern Rheumatology誌トップ・レビュワー・アワード（2014年、2020年）など受賞。趣味は読書。司馬遼太郎、宮本輝、藤沢周平、城山三郎、山本周五郎を愛読。

高齢者の肺炎

誤嚥防ぎ、予防ワクチンを

　肺炎は、がん、心疾患、老衰、脳血管疾患に次ぐ日本人の死因第5位の病気です。高齢者が最も気を付けるべき病気の一つです。日本呼吸器学会専門医の高野義久医師(たかの呼吸器科内科クリニック院長、八代市)に治療や予防法を聞きました。

―高齢者の肺炎の特徴は何ですか。

　「肺炎で亡くなる方のほとんどは70歳以上です。高齢で脳、心臓、肺などに持病が複数あり、虚弱な状態だと、死亡率が高くなります。だ液や食べ物などを誤って気管の中に入れてしまう誤嚥(ごえん)が関係する割合は70％といわれており、この誤嚥が関与する誤嚥性肺炎が一番問題です。肺炎は年間を通していつでも発症しますが、特に誤嚥による肺炎は季節に関係ありません」

―主な症状を教えてください。

　「発熱や悪寒などの全身症状、せきや呼吸困難、胸痛などの局所症状があります。高齢者の場合、こうした症状を自覚せず、元気のなさ、疲労感、食欲低下などだけが見られることもあります」

　「加齢により肺の免疫力が低下し、痰(たん)を体外に出す力が弱くなります。栄養状態が悪くなりやすく、種々の臓器の機能も低下していき、病原体に対する抵抗力は確実に弱まります」

―肺炎の治療はどのように行いますか。

「まず、年齢、脱水症状、意識状態、血圧、呼吸状態などから重症度を判断し、通院か入院かを決定します。次に、肺炎の原因となる病原体を特定し、主として抗菌薬を投与します」

「若い方では、治療に難渋することはまずありません。高齢者では特に全身状態が悪かったり、誤嚥がある場合、薬を投与しても効果が少なかったり、簡単に再発することが多くなり、死亡率が高まります。このことから、一人一人が肺炎にならないような体づくりの実践が重要です」

—具体的な予防法はいかがでしょうか。

「まず、肺炎のきっかけになる細菌やウイルスの侵入と体内での増殖を防ぎます。うがい、手洗いとともに、歯磨きで口の中を清潔にすることです。新型コロナの流行で、多くの人がマスク着用、うがい、手洗いを実践されました。その結果、感冒や肺炎の発生が大きく減ったことから、これらの予防策の効果が確認されました。口の状態はとても大切で、舌がきれいなピンク色かどうかで判断できます。舌が白や黒っぽい場合は、歯磨きの回数の不足ややり方が適切ではないことが考えられます。歯科で磨き方の指導を受けてください」

「『あ・え・い・べ』などと口を動かし発声練習することや、顎を引いてゴクンとゆっくり飲み込むことが誤嚥の予防になります」

—予防接種もありますね。

「毎年のインフルエンザワクチン、一生に一度は肺炎球菌ワクチン、さらに新型コロナのワクチン接種を受けておくことがお勧めです。また、予防接種だけで安心せず、バランスの良い腹八分目の食事や、運動、規則正しい生活、持病の治療が大切です。

喫煙すれば肺炎の死亡率は20〜60％高まりますので、肺炎の重症化予防に禁煙が必須であることは言うまでもありません」

高齢者の肺炎予防のポイント	
一般的な注意点	・うがい、手洗いの励行 ・マスクの着用 ・バランスの良い腹八分目の食事 ・運動、規則正しい生活 ・持病の治療 ・禁煙
誤嚥の予防	・口腔ケア（歯磨き、舌のチェック） ・食事の際は、ゆっくり飲み込む ・口を動かして発声練習
ワクチン接種	・インフルエンザワクチン ・肺炎球菌ワクチン ・新型コロナワクチン

肺炎球菌ワクチン

高齢者に公費助成も

　高齢者の肺炎は重症になりやすく、急速に悪化して死に至ることもあります。2014年10月、高齢者を対象に肺炎予防のための肺炎球菌ワクチンの定期接種が始まりました。2023年度末（2024年3月末）までは、65歳から5歳刻みの年齢になる人が公費助成で受けられます。

―肺炎は怖い病気です。

「厚生労働省の2022年人口動態統計によると、肺炎は日本人

の死因の第5位で、年間7万4002人が亡くなり、ほとんどが70歳以上です。肺や心臓・脳神経系、糖尿病などの基礎疾患、アルコール多飲や喫煙、加齢が死亡率を高めます。肺炎の原因菌が判明したものの中では、肺炎球菌は4割以上を占め第1位です」

「肺炎球菌は健康な人の鼻や喉の奥にも常に存在しますが、風邪やインフルエンザにかかった後など気道の免疫が低下したり誤嚥したりすると肺炎を起こします。肺炎球菌に対する免疫力を高め、発症や重症化を予防するのが肺炎球菌ワクチンの目的です」

―ワクチンの種類や効果を教えてください。

「肺炎球菌ワクチンは2023年の時点で3種類あり、現在、高齢者の定期接種として認められているのはMSD社のワクチンです。病原性のある肺炎球菌のタイプは約30種類ありますが、その23種類に効果があり、肺炎球菌性肺炎の8割がカバーされます。1回接種すれば5年は免疫が維持されるといわれます」

「免疫がつきやすいタイプとされる、ファイザー社のワクチンは13種類、MSD社のワクチンは15種類の肺炎球菌のタイプに効果があります。ファイザー社のワクチンは乳幼児向けの定期接種に使われています。高齢者が接種する場合は任意接種となります」

―定期接種の費用はいかがでしょうか。

「65歳から5歳ごとの年齢の方は、2023年度までは市町村が実施する定期接種として1回だけ公費助成が受けられます。ただ、市町村によって公費助成や自己負担額は異なります。医師や市町村の窓口などに確認してください」

　―定期接種の対象年齢以外の人はどうなりますか。

　「任意接種となり、全額が自己負担です。自由診療であるため医療機関によって費用は異なります。過去に肺炎球菌ワクチンの予防接種を受けたことがある人は、定期接種の対象外ですので注意してください」

　―どんな副作用が起きるでしょうか。

　「約半数の人に接種部位に痛みがある、赤くなる、腫れるなどが起こりますが1週間程度で自然に治ります。発熱など全身性症状の出る人は1％未満です」

　―ワクチンの効果を過信するのは禁物ですね。

　「肺炎球菌ワクチンは肺炎の重症化予防が第一の目的であり、完全に予防できるわけではありません。併せてインフルエンザワクチンを毎年接種することで肺炎球菌ワクチンの効果がより高まります。禁煙、適切な食事と運動、規則正しい生活、持病の治療、義歯だけの人もブラシを使って口腔を清潔にするなど、元気な若々しい体づくりをすることがとても大切です」

　―ワクチンの効果が5年程度で弱まるとしたら、任意で再び接種する必要があるでしょうか。また、3種類のワクチンをどんな順番で接種すればいいでしょうか。

　「接種の仕方については、日本感染症学会が65歳以上の接種に関する考え方を公開しています。専門医にご相談ください」

高齢者の肺炎球菌ワクチン助成 （2023年度、熊本市の場合）		
実施	2023年（令和5年）4月1日～2024年3月31日	
助成の対象者		熊本市民で以下の①、②のいずれかに該当する希望者
	①	▼2023年度に次の年齢になる人 65歳（昭和33年4月2日～34年4月1日生まれ） 70歳（昭和28年4月2日～29年4月1日生まれ） 75歳（昭和23年4月2日～24年4月1日生まれ） 80歳（昭和18年4月2日～19年4月1日生まれ） 85歳（昭和13年4月2日～14年4月1日生まれ） 90歳（昭和8年4月2日～9年4月1日生まれ） 95歳（昭和3年4月2日～4年4月1日生まれ） 100歳（大正12年4月2日～13年4月1日生まれ）
	②	接種日時点で60歳以上65歳未満で、心臓、腎臓、呼吸器の機能またはヒト免疫不全ウイルスによる免疫の機能に障がいがある人（身体障害者手帳1級相当）
接種場所	熊本市の委託医療機関 （※事前に必ず医療機関に問い合わせる。要予約）	
接種料金	接種回数は1回。自己負担額は4600円 ただし、市民税非課税世帯、生活保護世帯、中国残留邦人等支援給付受給中の人は、所定の証明書類を医療機関に提示すれば無料になる	

※助成対象者以外は、助成のない任意接種となる。各医療機関へ問い合わせを。
※過去に肺炎球菌ワクチン（ニューモバックス）を接種したことがある人は、今回の制度の対象外

高野義久さん／たかの呼吸器科内科クリニック院長

■たかの・よしひさ

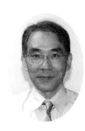

八代市出身、熊本大学医学部卒。熊本大学医学部医学科の臨床教授、日本内科学会の総合内科専門医などを務める。日本禁煙学会の評議員・禁煙専門認定指導者。米国内科学会上級会員。日本呼吸器学会専門医。一般社団法人くまもと禁煙推進フォーラム副理事長。日本プライマリ・ケア連合学会認定医。PISAスマホ依存防止学会認定アドバイザー。「予防に勝る治療なし、身近で相談しやすい医療をモットーに診療しています」

第 2 章
子ども

子どもの急病

落ち着いて症状伝えて

　子どもの具合が急におかしくなった、いつもと様子が違う…。こんな場合、どう対応するか、慌てたり、迷ったりしがちです。子どもが急病になった際の上手な受診の仕方について、熊本市医師会立・熊本地域医療センター(熊本市中央区本荘)の柳井雅明・小児科部長に聞きました。

　—子どもの健康状態が分かるためにはどんなことに気を付けたらいいですか。

　「お子さんの特徴や癖をふだんからよく見ておくことが大切です。特に機嫌の良しあしが全身状態の目安となりますので、いつもと違って、特に機嫌が悪い場合は注意が必要です。一方、機嫌が良いときは、多くの場合は急を要する病気が潜んでいる可能性は低いと考えられます」

　—何か参考にできるものはありますか。

　「県がホームページに掲載している小児救急ガイドブック『こどものケガ・急病について』(県、県医師会、県小児科医会作成)が参考になります。特に『はやめに受診した方がよいとき』の項目が目安となります。該当する場合は急を要すると考えられますので、速やかに医療機関を受診してください。夜間に発熱などがあっても、生後6カ月以上で、いずれの項目にも該当しなければ、翌朝まで待っても大丈夫なケースがほとんどです」

　—でも、判断に迷う場合も少なくありません。

「そんなときは、熊本県の小児救急電話相談（県子ども医療電話相談事業）をご利用ください。県看護協会のベテラン看護師が毎日午後7時から午後11時まで、夜間の子どもの急病やけがなどの相談に応じています。それ以外の時間帯は県外のコールセンターに転送されます」

―病院に行く前に注意すべきことは何ですか。

「できるだけ、かかりつけ医を診療時間内に受診することが大切です。かかりつけ医は普段の状態を把握していますので、お子さんの変化に素早く対応することが可能です」

「休日夜間の救急外来受診は、待ち時間の長さや感染症の問題から、かえってお子さんの負担になる場合もありますので、必要時にのみ受診してください」

「けいれんが止まらない、意識障害が持続するなど、特段に重篤な症状がある場合は救急車を要請できます」

―何を持っていくといいですか。

「保険証と母子健康手帳、お薬手帳、子ども医療費受給資格者証（熊本市はひまわりカード）は必ず持参してください。いつからどのくらい熱や発疹が出ているといった症状の変化をメモしておくと、診察の際に役立ちます。便がおかしいときは、そのまま持参してください。おむつについたままでいいですよ」

―診察での注意点を教えてください。

「問診のときに、時間の流れに沿って、落ち着いて症状を伝えることです。特に相談したいことがあれば、遠慮せずにお話しください」

「休日夜間の熊本地域医療センターでは緊急度を判断する院内トリアージを行っていますので、診察は受付順番ではなく、

『重症度に応じた診察順番』となります。また、当院の救急外来を受診した患者さんには翌日にかかりつけ医を必ず受診するように指導しています」

はやめに受診した方がよいとき

- ぐったりしている
- 呼びかけに反応しない
- いつもと泣き方が違う。あやしても泣き止まない
- 顔色が悪く、肌に張り、つやがない
- お乳を全く受けつけない
- 数時間おしっこが出ない
- けいれんが続いている
- おう吐、下痢が止まらない
- 息がゼーゼー、苦しそう。せきがひどい
- 鼻が詰まって苦しそう
- 高温多湿の所に、長時間いた後の高熱

熊本県小児救急電話相談　番号は#8000

ただし、ダイヤル回線、IP電話、光電話からは
☎096-364-9999

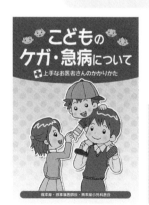

小児救急ガイドブック
「こどもの
　ケガ・急病について」
熊本県のホームページからダウンロードできます。

【熊本県小児救急電話相談(県子ども医療電話相談事業)】

▼プッシュ回線、携帯電話　**#8000**

▼全ての電話　☎096-364-9999

▼利用時間

平日＝午後7時〜翌朝8時　土曜＝午後3時〜翌朝8時

日曜・祝日＝午前8時〜翌朝8時

※匿名で相談できますが、スムーズに相談できるよう、相談内容の前に、お子さんの年齢・性別、お住まいの市町村名を相談員にお伝えください。

小児夜間救急の「熊本方式」

開業医ら協力し40年

　熊本市では、小児科の開業医と、熊本大学病院、熊本地域医療センターの小児科医による小児夜間救急体制が始まって40年になります。この体制は「熊本方式」として医療連携の全国的な手本とされてきました。どのような体制で、子どもたちの急変に対応しているのでしょうか。

―「熊本方式」は、どのような目的でスタートしたのですか。

「1981年11月にスタートしました。それまで公的医療機関に頼っていた24時間の救急医療体制を熊本市医師会が整備し、それに携わってきた開業医の負担を減らす目的で、熊本市が市医師会に委託し、市医師会が開設した熊本地域医療センター(中

央区本荘)で対応しています」

—どんな人員体制で対応していますか。

「熊本市と近隣市町の小児科開業医40人程度、熊本大学病院小児科医局人員20人程度、熊本地域医療センター小児科常勤医５人の総勢約70人で当たっています」

—対応している時間帯を教えてください。

「基本的に午後７時〜午前０時の『準夜帯外来』を開業医、同０時から翌朝８時までの『深夜帯外来』は熊本大学病院または熊本地域医療センターの常勤医が担当しています。55歳未満の開業医は休日・祝日前夜の深夜帯を受け持つこともあります。入院は24時間体制で常勤医が対応しています」

—患者の傾向は。

「熊本地域医療センターの夜間休日救急を受診する小児患者は、新型コロナウイルス感染症の流行前は年間約１万6000人でした。ワクチンや抗生剤の充実、少子化、さらには新型コロナウイルスの感染拡大などで患者は減少傾向にありますが、半数近くは深夜帯です」

「大半の患者は軽症ですが、一方では緊急性の高い子どもたちも受診しています。重篤な場合は、熊本赤十字病院(熊本市東区長嶺南)に搬送する場合もあります」

—協力医にはどのような医師が参加していますか。

「協力医には熊本市と近隣市町のほとんどの小児科開業医が参加しています。年齢は45〜70歳程度で、平均58歳と高齢化しています。夜間の救急患者に対応する激務のため、70歳をいわば定年としています」

「深夜の勤務はつらくリスクもあり、協力医は高齢化もあっ

てなかなか集まりにくいのが現状です。熊本大学病院は県内外の病院に多くの小児科医を派遣しており、できる範囲で最大限の協力をいただいています。常勤医も交代制で24時間の入院に対応しています」

―患者はどのような地域から受診していますか。

「患者の約25％は、熊本市外の上益城郡、宇城市、宇土市、合志市などが占めています」

―熊本都市圏域はもとより、広い地域からの患者に対応していますね。現状の課題は何でしょうか。

「熊本方式を継続していくには、一部の医師に負担が偏らないよう、疲弊しない体制づくりが必要です。参加できる医師を"草の根運動"的に募っていきます。基幹病院の若い勤務医に少しでも協力をいただけるよう環境を整備していきたいです」

子どもの誤飲への対処

危ない物は置かない

乳幼児は何でも口に入れて確かめようとしたり、興味本位で物を口に入れたりします。しかし、家の中には飲み込むと危険な物がいっぱいです。

―誤飲が多いのはどんな物ですか。

「子どもたちの身近にある物では硬貨、プラスチック製の小物、ピンなどがよく誤飲されます。また、通常は子どもたちの手が届かない所に置くべき医薬品、たばこ、せっけん、洗剤、殺虫

剤、化粧品、衣料用防虫剤などもしばしば誤飲されます。誤飲は特に0〜2歳児に多く起こっており、多くの場合は、大人の不注意が原因です」

　—誤飲したと疑われるときは、どうしたらいいですか。

　「まず、口の中に異物がないかを確認してください。異物が口の中に確認され、摘出できそうな場合は指を入れて取り出してください。ただし、慌てて大きな声で呼びかけると、びっくりして気道に吸い込んでしまうことがありますので、驚かせないことがとても重要です。また、口中に異物が見えない場合は無理をして摘出を試みてはいけません」

　「ゴム風船やガム、餅などが気道に詰まった場合は窒息死もあり得ますので緊急の処置が必要です。この場合は頭を下にして膝の上に置いて背中をたたくか、上腹部を圧迫して吐き出すよう試みると同時に、救急車を要請してください」

　—硬貨やボタン電池を飲み込んだ場合は。

　「硬貨や玩具などを飲み込んだ場合、食道を通過し胃まで落ちた物は、ほとんどの場合は自然に便と一緒に排出されます。食道に留まっている場合は、食道に穴が開く食道穿孔の危険性があるため、医療機関を受診し、摘出してもらう必要があります。ボタン型電池の誤飲には特に注意が必要です。たとえ胃の中に落ちたとしても、胃壁に穴が開くリスクがありますので、速やかに医療機関を受診してください」

　—中毒を起こす心配がある物を誤飲した場合は、どうしたらいいですか。

　「口の中に残っている物があればできるだけ取り除いてください。家庭で吐かせる場合は吐物が気管に入ってしまう危険性

があるため注意が必要です。また、（1）意識混濁があるとき（2）石油製品（3）漂白剤（4）けいれんを起こす可能性がある薬を誤飲した場合―などは、かえって危険なため、決して吐かせてはいけません。毒物の中には脂肪に溶けやすいナフタリン、灯油などの石油製品などもあり、牛乳を飲ませると、その毒物の吸収を早めることがあるので、牛乳を飲ませてはいけません」

　―ふだんから注意しておくことは何ですか。

　「誤飲の多くは大人の不注意が原因ですので、子どもの手の届く範囲に口に入れそうな物を置かないようにすることです」

　「日本小児科学会から子どもの誤飲時の対処法が示されていますので、日頃から目を通していただくことをお勧めいたします」

子どもが誤飲した場合

絶対に吐かせてはいけない物の例

- 石油製品
  （灯油、マニキュア、除光液、液体の殺虫剤など）
- 容器に「酸性」または「アルカリ性」と書かれている製品
  （漂白剤、トイレ用洗浄剤、換気扇用洗浄剤など）
- 防虫剤の樟脳（しょうのう）、ナメクジ駆除剤など

牛乳または水を飲ませた方がよい物の例

- 容器に「酸性」または「アルカリ性」と書かれている製品
  （漂白剤、トイレ用洗浄剤、換気扇用洗浄剤など）
  →ただし吐かせてはいけない
- 界面活性剤を含んでいる製品
  （洗濯用洗剤、台所用洗剤、シャンプー、せっけんなど）
- 石灰乾燥剤、除湿剤など

牛乳または水を飲ませると、症状を悪化させる恐れがある物の例

- 石油製品（灯油、マニキュア、除光液、液体の殺虫剤など）
- 防虫剤（パラジクロルベンゼン、ナフタリン、樟脳）
- たばこ、たばこの吸い殻

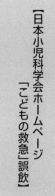

【日本小児科学会ホームページ「こどもの救急」誤飲】

水分と塩分、両方補給

　地球温暖化という大規模な気候変動に伴い、夏場は猛暑が続く傾向にあります。子どもが熱中症や急性胃腸炎にかかった場合、脱水状態になりやすいため、注意が必要です。家庭でできる対処法に、経口補水液の活用が挙げられます。

　—脱水はどのようなときに起こりますか。
　「炎天下や暑い体育館などで激しく運動をする場合は、かなりの水分や塩分（ナトリウム）、カリウムなどの電解質が体から失われます。ノロウイルスやロタウイルスによる急性胃腸炎でも、吐いたり、下痢したりして、体内の水分や電解質が失われ、急に体重が減る場合があります」
　—重症の脱水になると、どのような状態になりますか。
　「意識障害やけいれんに結び付きます。兆候としては、調子が悪そう、ちょっとした刺激に過敏に反応する・反応に乏しくなる、目が落ちくぼんでくる、頻脈、多呼吸、皮膚緊張の低下、手足が冷たい—などがあります」
　—小まめに水分を取ることが必要ですね。
　「そうですね。ただし、水分のみを取り過ぎると、体内のナトリウム濃度が薄くなり、低ナトリウム血症から『水中毒』になる可能性があるため注意が必要です。脱水状態のお子さんが受診した際、『お茶は飲んでいました』と答えるご家族たちもいらっしゃいますが、水やお茶をたくさん取っているから安心

とは言えません。水分と適切な塩分の補給、両方が必要なのです。そこで、脱水症状が出てきた際などに、家庭でもできる対処法として経口補水液が推奨されています」

　──単に水分さえ与えていればいいわけではないのですね。では、経口補水液とは何ですか。

「ナトリウムなどの電解質や糖分をバランス良く水に溶かしたものです。軽度から中等度の脱水時に電解質や水の補給、維持に適した飲料です」

「現在、欧米の勧告レベルに合致している経口補水液は、日本国内では、『OS-1』（オーエスワン、大塚製薬工場）と、医療用医薬品で医師が処方する『ソリター T配合顆粒2号』の2種類だけです。OS-1は医療現場でも使われ、市販されています。消費者庁による病者用食品の表示許可を取得してあります」

　──対応するものは、限られていますね。

「他の製品は、飲みやすさなどを考えて、ナトリウム濃度が低めになっています。OS-1は、中程度以下の脱水症では、点滴と同等の効果があることが証明されています。医療環境が整っていない諸外国や地域では、OS-1と同等の経口補水液が緊急対応としてよく使われています」

　──どのように使いますか。

「日本小児救急医学会の小児急性胃腸炎診療ガイドラインでは、体重1キロ当たり50〜100ミリリットルの経口補水液を3〜4時間かけて取ることを推奨しています。具体的には、ペットボトルのキャップ1杯程度、5ミリリットルの経口補水液を5分おきに飲み、吐かなければ徐々に間隔を短くしていきます。一気に飲むのではなく、少量ずつ頻繁に飲ませることがポイン

トとされています」

　「ガイドラインでは、経口補水液を嫌がって十分な量が摂取できない場合には、明らかな脱水所見がなければ、みそ汁の上澄みや塩で味付けした重湯を摂取してもよいとされています」

　―重症の場合は。

　「OS-1は、あくまで軽度から中程度の脱水時などに体から失われている水分や電解質を補給する飲み物です。重症の場合や、経口補水液を取れず、脱水症状がある場合は、医療機関を受診し、点滴に頼らざるを得ません。お子さんの様子に気を配るよう心がけてください」

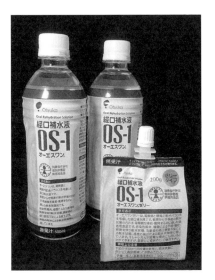

柳井雅明さん／熊本地域医療センター小児科部長

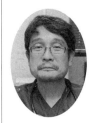

■やない・まさあき
大牟田市出身、熊本大学医学部卒。2007年から熊本地域医療センター勤務、2013年から現職。日本小児科学会専門医・指導医・代議員。2008年に同センターに設置された熊本県予防接種センターの業務も担当。日本小児救急医療学会、日本小児感染症学会、日本ワクチン学会などに所属。県感染症発生動向調査企画委員会委員。趣味は釣り、史跡めぐり。

子どもの虐待防止

リスク要因の評価で対応

　子どもへの虐待が全国的に急増し、幼い命が失われる事
例が多発しています。亡くなる子どもは生後間もない場合
が多く、周産期医療の面からも虐待の防止は急務となって
います。新生児や周産期医療、虐待の問題に詳しい熊本大
学病院新生児学寄附講座の三渕浩・特任教授に聞きました。

—子どもへの虐待はどれぐらい発生していますか。

　「こども家庭庁のまとめでは、全国の児童相談所が2022年度
に児童虐待の相談を受けて対応した件数が過去最多の21万9170
件に上っています。1990年度の統計開始から32年連続で増えて
います。当初は1000件台が続いていましたが、1999年度に1万
件を超え、2015年度に10万件を、2020年度に20万件を上回りま
した」

—どのような事例が多いのでしょう。

　「暴言や態度などで心を傷つける心理的虐待が全体の6割を
占めています。心理的虐待の中では、子どもの前で家族に暴力
を振るう『面前DV（ドメスティックバイオレンス）』が目立っ
ています」

—熊本県内ではいかがですか。

　「2022年度に県内の児童相談所が対応した児童虐待の相談件
数も過去最多の2764件に上り、この10年で約4倍に急増してい
ます。虐待の種別では、県内でも面前DVなどの心理的虐待が

6割近くに及んでいます」

—虐待によって命を落とす子どもたちもいます。

「全国では、2003年7月から2022年度までの心中以外の虐待死は989人に上り、0歳児がほぼ半数を占めました。主たる加害者の半数は実母でした。2022年度は50人で、0歳が24人、そのうち6人は生後1カ月に満たない赤ちゃんでした。不審な死亡例を含めると、毎日1人の子どもが虐待によって死亡しているかもしれないと考えられています」

—妊娠、出産から新生児期までの時期は大切です。

「妊娠22週から生後満7日未満の期間を『周産期』といいます。周産期は、母体や胎児、新生児の命に関わるさまざまなトラブルが生じやすく、突発的な事態に備えなくてはいけません。虐待についても周産期から、場合によってはその前から、産科医、小児科医、医療スタッフ、行政や民間の支援機関が連携して対応する必要があります」

—虐待を防ぐ手だては。

「虐待につながるリスク要因の評価が重要です。保護者、子ども、養育環境のそれぞれにリスク要因があるかどうかを把握することです。要因が複数あると、リスクは上がります。ケースによっては、特定妊婦や要支援児童として対応する必要があります」

—特定妊婦とは。

「出産後の子どもの養育について出産前から支援することが特に必要な妊婦のことです。家庭環境にリスクを抱え、育児が困難と予想される妊婦が認定されます。若年や望まない妊娠、妊婦健康診査を受診しない妊婦も含まれます」

　—保護者側のリスク要因とは何でしょうか。

　「若年妊婦、望まない妊娠で妊娠そのものを受け入れられない、生まれた子どもに愛情を持てない、産後うつなどで心身が不安定、保護者自身が虐待を受けた経験がある—などです。妊婦健診を受けていないこともよくあります。周りが妊娠に気付いてあげて、医療機関の受診につなげたり、子どもとの愛着形成を支援したり、妊娠早期から公的・民間の地域サポートにつなぐ、精神科と連携するといった対応が必要になります」

　—子どもの側のリスク要因は。

　「手がかかる乳児期の子ども、未熟児、障害児、多胎児、何

子ども虐待の予防

リスクの評価、周産期領域での予防が重要	**(1)保護者側のリスク要因**
	・妊娠、出産、育児を通して発生するもの ・保護者自身の性格や、精神疾患などの心身の不健康から発生するもの
	(2)子どもの側のリスク要因
	手がかかる乳児期の子ども、未熟児、障害児などの他、子どもの側に何らかの育てにくさがある場合
	(3)養育環境のリスク要因
	複雑で不安定な家庭環境や家族関係、夫婦関係、社会的孤立や経済的な不安、母子の健康保持　増進に努めないこと

▼

要因が複数存在するとリスクが上がる
一部は特定妊婦や要支援児童として対応

※三渕浩・熊本大特任教授の資料を基に作成

らかの育てにくさがあるなどです。専門医による診断と治療、アドバイスして、フォローしながら地域のかかりつけ医、訪問看護、保健師、療育や子育て支援施設につなぐ必要があります」

―養育環境のリスク要因とは。

「家族や住む場所が変わるなど生活環境が安定しない、夫婦の不和やDV（配偶者への暴力）が起こっている、親類や地域と関わりを持たず孤立している、経済的に行き詰まっている、母子ともに必要な定期健診を受けていない―といった場合です。これらも家庭環境などを調査し、公的・民間の支援や相談につなぐ、医療的なフォローをする、かかりつけ医と連携するなどのさまざまな支援や対応が必要です」

「虐待のリスクが生じないか、妊娠中から予想して対応することが重要です。産婦人科医、小児科医、精神科医と公的、民間の関係機関が、個人情報の壁を越えて、情報を共有し、早期から関わることが求められ、そういうシステムを作っておくことが必要です」

子どもの虐待対応

熊本大学病院内に多職種連携チーム

　虐待を受けた子どもを医学的な面から早く見つけて、適切に対応することは、医療機関の役割です。熊本大学病院は、院内各部門の多職種が連携して、子ども虐待に緊急に対応する院内組織「チャイルド・プロテクション・チーム（CPT）」を設置しています。

—子ども虐待への医療機関の対応ではどんなことが大切ですか。

「初期対応の原則として、けがをした子どもが来院したらまず虐待を疑う気持ちが必要です。子どもの安全を緊急に確保すること、個人ではなく組織で速やかに対応することが原則です」

—熊本大学病院では、どのように対応していますか。

「2010年に虐待対応委員会を設け、緊急対応のできる実働組織として、2016年10月に『子ども虐待対応院内組織（CPT）』を結成しました。CPTとは、Child Protection Teamの略です」

—CPTの意義や狙いを教えてください。

「医療機関は、虐待疑い事例を受けて、医学的な症状や病態を示している子どもを発見する立場にあります。さらに専門機関として虐待を受けた子どもの診断を関係機関に提供したり、虐待の予防という観点から、リスクを評価したり、極めて重要な職責を担っています。CPTは、重要な局面での判断を個人で済ませるのではなく、組織的に対応します」

「個々の職員の責任と負担を軽減し、役割分担を明確にした上で、対応方針を統一し、関係機関との連携を円滑に進めることができます。また、虐待防止のための院内啓発活動も行います」

—チームの構成や業務は。

「各診療科の医師や看護師、心理士、ソーシャルワーカー、救急、医療安全、事務部門など多職種で構成しています。虐待を受けたと疑われる18歳未満の子どもを担当する医師からの相談対応や、子どもの状態・家族状況の把握、初期対応、児童相談所など関係機関との連絡調整などを行います。特に家庭環境にリスクを抱え、育児が困難と予想される特定妊婦など、周産期のハイリスクケースに対応するのが熊本大学病院の特徴です。子ど

もの虐待を発見するためのチェックリストも作っています」

―どんな事例がありますか。

「CPTとして対応したのは、身体的虐待、心理的虐待、ネグレクト、性的虐待に加えて特定妊婦、要支援児童、要支援家庭でした。2023年10月末までに計27件ありました。身体的虐待では、当院の新生児センターに入院歴のある児で、死亡した事例もありました。また、特定妊婦では精神疾患のある妊婦が切迫早産で入院しても喫煙をやめず、迷惑行為も見られたため、出産前から児童相談所などと連携して、赤ちゃんの保護を検討し、乳児院に入所させ、兄を児童施設に保護した例がありました」

―虐待を起こすリスクのある親はどんな困難を抱えていますか。

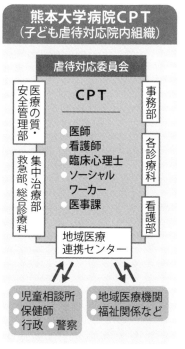

「家庭環境が整っていない、家族や周囲から孤立していることが多く、経済的にも厳しく、妊婦健診を受けていない、医療機関を受診しないなどに加えて、他者に相談できない困難さを抱えている場合が多いです。子どもは親からの遺伝的な影響や母体の環境、薬物の影響などを受けやすく、子どもの成育環境が整わないと、発達の面で問題や育てにくさを生じやすくなり、

さらに虐待のリスクが上がります」

―子ども虐待対応の課題は。

「院内が連携してチームで対応し、児童相談所や行政、地域との連携が不可欠。特に顔の見える、共感できる関係が重要です」

「安心して子どもを産み育てることができる環境を整備するための成育基本法が、2018年12月に成立しました。保護者による体罰を規制したり、児童相談所の権限を強化したりする関連法改正案も成立しています。虐待を防ぐ法的な裏付けが整備されていくことを期待しています」

「子どもの安全のためには保護へ先手を打つこと（一次予防）が重要ですし、早期発見（二次予防）、支援やフォローにより親子関係を再構築させること（三次予防）がさらに大切です。地域社会への啓発や社会全体の意識改革も必要です」

三渕　浩さん／熊本大学病院新生児学寄附講座特任教授

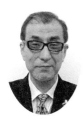

■みつぶち・ひろし
八代市出身、鹿児島大学医学部卒、熊本大学大学院医学研究科修了。熊本市民病院小児科勤務を経て2001年から熊本大学病院小児科に勤務。准教授を経て、2009年から現職。日本小児科学会、日本周産期新生児医学会、専門医・指導医、臨床遺伝専門医・指導医、熊本大学病院CPTリーダー、熊本県医師会理事、熊本小児保健研究会会長、熊本県小児科医会副会長。「日本酒を飲みながら孫と百人一首を楽しんでいます」

介護の負担軽減、療育も

　人工呼吸器を必要とするなど、重い障害のある子どもたちが通う熊本市北区飛田の医療型特定短期入所施設「かぼちゃんクラブ」が2024年３月で、設立10年を迎えます。2022年２月には、口腔ケアを行う歯科と肺をきれいにする「気道クリアランス」を目的とし、災害避難所機能を持つ医療型特定短期入所施設「はっぴぃかぼちゃん」（同市北区鶴羽田）も日本財団の支援でスタートしました。両施設の施設長で、「かぼちゃんクラブ」を併設する、おがた小児科・内科医院の緒方健一理事長に施設の役割やケアの内容を聞きました。

―開設の狙いを教えてください。

　「人工呼吸器が必要な子どもの場合、お母さんは夜中も２時間置きに気道のたんの吸引をしなければいけません。気管チューブが外れていないかなども気にかかり、心が休まるときがありません。そうした母親が少しでも休めるように、週に何度か子どもを預けることができる“止まり木”のような場所ができればと思いました」

　「子どもたち自身も親から離れて、出掛ける場所が必要です。治療のためだけの人生を送るのではなく、子どもの世界で成長していくことが大切です」

　「介護者の負担を軽減するレスパイトケアと就労支援、療育

の意味があるのです。熊本市の委託事業で、西日本では初めて開設されました。また、はっぴいかぼちゃんには歯科を併設しています。歯科併設型の施設は日本で初めてです」

　―どのような人が利用できるのですか。

　「障害のあるお子さんから大人まで、特に日常生活に医療的な配慮が必要な人を対象にしています。気管切開をして人工呼吸器で呼吸管理をしている方、重度の心身障害があり在宅で生活している方などです」

　―利用の手続きは。

　「電話でご相談の上、外来受診・面談に来ていただきます。そしてお住まいの市町村の障害福祉担当課に利用申請をしてください」

　―利用状況はいかがですか。

　「０歳児から40代まで、38人が登録し、熊本市や宇城市、益城町、合志市、玉名市などから週に１～２回通っています。１日の利用者は平均８人です。これまで10年近くで延べ１万2000人ほどが利用しました」

　―スタッフは。

　「各施設とも看護師２人、理学療法士、作業療法士、保育士、介護士の計６人がケアに当たります」

　―具体的な活動内容は。

　「利用者の個性に合わせた発達支援や療育、ニーズを尊重したさまざまな野外活動を行っています。地域の方々の協力で芋掘りやカボチャ、ナスの収穫、イチゴ狩りなどを体験しました。土をじかに触るとすごく元気になります。もちつき、たこ揚げ、豆まきなど季節の行事や、映画観賞も楽しんでいます」

「かぼちゃんクラブは診療所に併設していますので、必要な場合は医療を提供できることも特徴です。身体の状況を踏まえたケア、理学療法士や作業療法士による呼吸ケアを提供します。熊本保健科学大学の生活機能療法学専攻にも協力いただいています」

「最近は、はっぴぃかぼちゃんに併設した『e-スポーツセンター』で、他の施設の子どもたちと大会を開催しています。手が動かなくても視線入力などの方法で交流し、人間関係がつくれたり自分の気持ちを表現したりする能力を育み、進学や就労ができる子どもをもっと育てたいのです」

―どのような効果が生まれていますか。

「寝たきりだった子が運動をさせたりすると座れるようになったり、全く笑わなかった子が笑うようになったり、気管切開をしていても言語訓練で話せるようになった子もいます。子どもの発達はすごいとあらためて感じます。人工呼吸器を着けていても、同世代のみんなが経験することを自分もできるんだと感じてもらえています」

「かぼちゃんクラブを利用している際に、体の異常を早く見つけることができ、早く対応ができるようになったことも大きな成果の一つです」

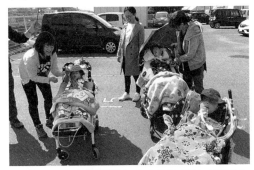

かぼちゃんクラブを利用して、お散歩を楽しむ親子ら＝熊本市北区

◇かぼちゃんクラブ
熊本市北区飛田3丁目9-20。水曜を除く月～土曜の午前10時から午後4時まで。☎096-344-8282。
　この他、2016年7月に熊本地震で孤立した医療的ケア児対象のNPO法人ばんぷきんを日本財団の支援で設立。児童発達支援、放課後デイサービスに取り組んでいます。

◇はっぴぃかぼちゃん
熊本市北区鶴羽田3丁目1-50。開設は午前10時から午後4時まで。水曜、日・祝日は休み。☎096-345-8686。

医療的ケア児

家族が日常的に生活援助

　近年、重症心身障害児ではないものの、医療的ケアを受けながら成長している子どもたちが増えてきました。こうした子どもたちは「医療的ケア児」と呼ばれます。小児在宅医療と呼吸リハビリの普及に取り組んでいる緒方健一医師に聞きました。

―医療的ケア児が増えている背景は。

「かつては生まれたばかりの赤ちゃんに重い病気や障害があっても積極的な手術や治療はできなかったのです。しかし、NICU（新生児集中治療室）が整備され、医療技術が進歩し、生まれたばかりの重い病気の赤ちゃんでも手術や治療が可能になりました。現在では新生児の死亡率は1000人に1人未満にまで減り、世界でもトップクラスです。1000グラム未満の超低出生

体重児や仮死状態で生まれてきても、元気に成長できるケースが増えてきました」

　—医療技術の進歩は著しいですね。

　「しかし、救命には成功しても重い障害を伴った子どもも増えることになりました。重度の知的障害や肢体不自由のある重症心身障害児です。遺伝性や出産時のストレスで脳に障害が残るなどして、歩いたり話したりすることが難しく、いつも介助が必要となる子どもたちです」

　「この中には、呼吸管理や栄養管理、排せつ管理が必要な子どもたちもいます。こうした高度な医療的ケアを継続的に必要とする子どもは、超重症児、準超重症児と呼ばれます」

　—医療的ケア児は、超重症児などには含まれないのですか。

　「気管切開や経管栄養などの高度な医療的ケアを継続的に受けていて、ほとんど重症心身障害児と変わらず介護も大変な状態であっても、知的障害が軽度だったり、体を動かせたりすれば、重症心身障害児とは判定されない場合があります。部屋中を動き回ったり、本を読んだり健常児と変わらないように過ごす子どもたちもいるのです」

　—医療的ケア児はどのような状態なのでしょうか。

　「厚生労働省の2015年度調査によると、経管栄養や気管切開、人工呼吸器などが必要な子どものうち９割がNICU、ICUの入院経験がありました。NICUなどを退院した子どもの６割以上が、たんの吸引や経管栄養を、２割が人工呼吸器による管理を必要とするなど、特に高度な医療を必要としています」

　—医療的ケアの内容を具体的に教えてください。

　「医療行為は一般に医師や医療者だけに限定されています。

これに対して医療的ケアは、日常的に必要とされる医療的な生活援助行為とされています。例えば、たんの吸引や経管栄養の注入です。たんや唾液が気道に詰まらないようにしたり、栄養を取ったりするために不可欠です。医師の指導の下で、家族などが行う行為です」

　―障害福祉サービスなどは利用できているのでしょうか。

　「厚労省の調査では、在宅で障害福祉サービスを利用している医療的ケア児は4割にとどまり、6割は利用していませんでした。医療的ケア児は、従来の障害福祉サービスが重症心身障害児（者）を基準としていたため、支援から取り残されてきたと言えます。障害児ではなく、健常児でもない。制度の挟間に置かれてきたのです」

　「2021年6月に『医療的ケア児等支援法』が成立しました。医療的ケア児を子育てする家族の負担を軽減し、医療的ケア児の健やかな成長を図るとともに、その家族の離職を防止する目的でつくられました。このことは、医療や福祉、教育など行政の責務となっています。しかし課題は山積しています」

　―人工呼吸器を着けた子どもが特別支援学校へ行くためにはどうしたらいいですか。

　「人工呼吸器が必要になると、特別支援学校では親の付き添いが必要です。親の離職につながることが多く、人工呼吸器児が支援学校へ登校できるよう、当院は看護師を派遣しています。これは、熊本県の補助事業になっています。2023年に熊本県教育委員会から表彰されました」

緒方健一さん／おがた小児科・内科医院理事長

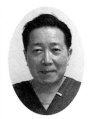

■おがた・けんいち

熊本市出身、福岡大学医学部卒。熊本大学病院、神奈川県立こども医療センター、トロント小児病院勤務などを経て、1998年に開業。日本初の小児在宅人工呼吸療法診療所。小児在宅医療と呼吸リハビリの普及に精力的に取り組み、元熊本小児在宅ケア・人工呼吸療法研究会会長、九州小児在宅移行支援研究会代表。熊本大学、崇城大学の臨床教授。2016年、日本医師会「第4回赤ひげ大賞」受賞。趣味は美術鑑賞、魚釣り。

🐾にゃんコラム　　同じ空の下　戦禍の子どもたち

　病院は、患者の命を守るために存在します。そこへの武力行使は、どんな理由であっても決して正当化することはできません。イスラエル軍とイスラム組織ハマスとの戦闘が激化し、ついにパレスチナ自治区ガザの病院に軍事突入が行われました。

　戦争で犠牲になるのはいつも市民、特に子どもたち。国際人道法では戦時でも医療のための要員や施設などを保護するよう定められているため、軍事侵攻は国際法違反なのです。速やかに戦闘をやめ、患者や医療従事者、市民らの安全を確保すべきです。

　「あまりにもひどすぎる。圧倒されて何もできていない。何とかしたいのですが…」。熊本市の緒方健一医師は、悲痛な表情で声を絞り出します。緒方医師は、2022年2月に始まったロシアによるウクライナ侵攻で、日本小児科学会災害対策委員会のメンバーとともに、避難所などで役立つよう、粉ミルクがない場合の代替策や寒さのしのぎ方、赤ちゃんの健康状態を見分けるポイントなど、17項目のQ&Aをウクライナ語に翻訳し、SNSなどを通じてデータを拡散するよう呼びかけました。

　ガザの病院では、水や医薬品、発電用の燃料などが補給できず、患者や負傷者は麻酔なしで手術を強いられ、未熟児の赤ちゃんの命が失われています。感染症のまん延も懸念されます。ウクライナもガザも日本も、同じ空でつながっています。パレスチナ問題を長年放置してきた国際社会にも責任があります。私たちができることは一体何なのでしょうか。

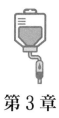

第 3 章

泌尿器

全身に病状及ぶことも

　糖尿病や高血圧などの生活習慣病から腎臓の機能が低下し、慢性腎臓病(CKD)になる人が増えています。あけぼのクリニック(熊本市南区白藤)の田中元子副院長(日本腎臓学会専門医・指導医・学術評議員)に、慢性腎臓病の特徴や腎臓の意外な機能について教えてもらいました。

―慢性腎臓病とは、どのような病気でしょうか。
「慢性腎臓病は、腎臓の機能低下やタンパク尿が慢性的に続く状態の総称です。放置すると慢性腎不全になり、人工透析や腎移植が必要になる恐れがあります。CKDは慢性腎臓病を示す『Chronic Kidney Disease』の略称です」
―患者は多いのでしょうか。
「成人の8人に1人がCKDになるといわれていますので、決して人ごとではない病気です。年齢が上がるほど有病率も高くなり、70代では4～5割の人がCKDに入るほどなんです。自覚症状もなく、CKDだとは思っていない患者さんもたくさんいらっしゃいます」
―CKDの原因は何ですか。
「原因としては、かつてはタンパク尿や血尿が出る慢性糸球体腎炎が最も多かったのですが、現在、原因のトップは糖尿病性腎症ですので、糖尿病に注意が必要です。高血圧をもとにしたCKDも多くなってきています。本人が知らないうちに腎機

能が悪くなってしまうことがあります」

　―腎臓病というと、腎臓そのものが悪くなる病気と思っていました。では、気付きにくいのは、なぜですか。

　「腎機能の低下がかなり進まないと、なかなか自覚症状は出にくいです。気付くきっかけは、健診でタンパク尿や血尿などの検尿異常や、血液検査での腎機能低下を指摘された場合が多いです」

　―そもそも腎臓の働きとは何なのでしょうか。

　「尿を作って、血液中の老廃物や電解質を尿の中に排出する機能がメインですが、実は血液を作ったり、血圧を調整したりするのも腎臓の役割です。血液を作る造血ホルモンのエリスロポエチンを分泌しているのは腎臓です。腎臓が悪くなると、貧血になって腎性貧血になることは、あまり知られていません」

　「さらに、血圧を調節するレニンというホルモンを出しているのも腎臓なんですよ。このため腎臓が悪くなると、腎性高血圧も起こります。血圧が高い人は、もしかしたら腎臓が悪いからかもしれない、と考えなくてはいけないのです」

　「もう一つ、骨の新陳代謝を調節しているビタミンDを活性化しているのも腎臓の役割です。腎臓が悪くなると、骨がもろくなる腎性骨症という病気になる場合があります」

　―病状は全身に及ぶのですね。

　「腎臓が悪くなると、全身に非常に大きなダメージを受けてしまうことは、皆さんあまりご存じではありません。初期には分かりづらく、悪化すると非常に恐ろしい病気です。骨はもろくなる、貧血になる、体には毒素がたまるようになって、水分が排出できず心不全になる、というように、全身に非常に重篤

な状態を引き起こしてしまうんです」

「最終的には血液透析が必要なほど大変な病気になりますので、そうなる前に早く治療介入をしなければならないのです。CKDの予防としては、生活習慣病をきちんとコントロールすることがとても重要です」

慢性腎臓病の指標

「eGFR」値に注目を

　自覚症状に乏しく、症状が全身に及びやすい慢性腎臓病（CKD）の代表的な指標に、eGFRや血清クレアチニンなどがあります。患者としても注目すべきポイントを挙げてもらいました。

──慢性腎臓病を診断する指標について教えてください。

「腎臓の機能を評価する方法として、eGFRという分かりやすい指標が使われています。eGFRは『推算糸球体ろ過量』といい、採血した血液中の血清クレアチニン値と年齢、性別から腎機能を計算します。クレアチニンは筋肉で作られる老廃物の一つで、ほとんどが腎臓の糸球体から排泄されます。このため、血液中のクレアチニンが増加していると、糸球体のろ過機能が低下していることを意味します」

──具体的な基準は。

「慢性腎臓病は、原疾患にかかわらず、（１）尿異常（特にタンパク尿）、画像診断、血液検査、病理検査で腎障害の存在が明

らか（2）eGFRが60未満—という条件のうち、（1）と（2）のいずれか、または両方が3カ月以上持続している場合に慢性腎臓病と診断します。eGFR60未満とは、腎機能が60％を切っているという意味です。正常値は90以上と考えられ、60以上あっても決して正常とはいえません」

　—血清クレアチニンだけでも腎機能は分かるのでしょうか。

　「血清クレアチニンも代表的な指標の一つです。しかし、筋肉が多い人は高めに、筋肉が少ない人は低めになるため、クレアチニンの値だけでは正確性に乏しいと思われます」

　—実際にどのような場合が問題になりますか。

　「クレアチニンが正常範囲でも、eGFRは下がっている場合があります。クレアチニンはおおむね1.2までが正常とされていますが、1.2という値は、実はかなり腎機能が悪くなっている場合が多いのです。eGFRでみると、40〜30程度しかなく、非常に腎機能が低下している患者さんも多いからです」

　—なぜ起きるのでしょうか。

　「やはり筋肉量が関係していまして、男性は女性より筋肉量が多いので、クレアチニンが上がる傾向にあります。女性は筋肉が少ないため、通常0.6〜0.7程度、高齢の女性では、0.5〜0.4程度です。こういう方のクレアチニンがもし1.1だったら、eGFRは、すでに30程度に低下しているんですよ。クレアチニンだけを見ると正常範囲ですから、患者さんも気付きません。クレアチニンには注目しても、eGFRは見過ごされているケースが多いような気がしますので、ぜひeGFRにも注意して見てください」

　—血中尿素窒素濃度（BUN）という指標もありますね。

「尿素窒素はタンパク質が利用された後にできる老廃物で、BUNは血液中に含まれる窒素量の濃度です。腎機能が低下すると、尿中にろ過しきれず血液中にたまるため、BUNの値が高くなります。BUNは、タンパク質の摂取量や消化管からの出血、肝不全など、腎機能以外の影響も受けやすく、腎機能がかなり悪くならないと、BUNの値は上がりませんので、要注意です」

　―糖尿病もCKDの原因の一つですね。

　「糖尿病の患者さんは、糖尿病性腎症の予防がとても重要ですので、アルブミン尿の測定が大切です。少なくとも年1回は測ることをお勧めします」

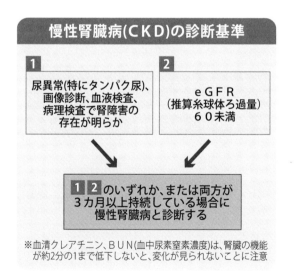

慢性腎臓病(CKD)の診断基準

1
尿異常(特にタンパク尿)、画像診断、血液検査、病理検査で腎障害の存在が明らか

2
eGFR
(推算糸球体ろ過量)
60未満

1 **2** のいずれか、または両方が3カ月以上持続している場合に慢性腎臓病と診断する

※血清クレアチニン、BUN(血中尿素窒素濃度)は、腎臓の機能が約2分の1まで低下しないと、変化が見られないことに注意

骨ミネラル代謝異常

生存率に大きく影響

　慢性腎臓病(CKD)では、腎機能の低下によって骨がもろくなり、心血管疾患のリスクも高まるそうです。「慢性腎臓病に伴う骨ミネラル代謝異常(CKD-MBD)」と呼ばれています。

　―腎臓と骨やミネラルは、どのように関わっていますか。

　「腎臓は、骨、副甲状腺、腸管と密接な関係があり、体のミネラルバランスを保持しています。腎臓は、副甲状腺ホルモン(PTH)などの調節を受けて、カルシウムやリンを尿中に排泄する一方、活性型ビタミンDを作り、腸管でのカルシウム吸収や骨代謝の維持にも密接に関与しています」

　「したがって、CKDの患者さんでは、活性型ビタミンDの低下やリンの蓄積とともに、さまざまな骨病変、ミネラル代謝異常が出現してしまうのです」

　―骨への影響を具体的に教えてください。

　「昔から腎臓が悪くなると、骨が悪くなることが知られており、『腎性骨症』と呼ばれていました。ビタミンDは、カルシウムの吸収を促す働きを持っています。しかし、腎臓の機能が低下すると、ビタミンDの働きが障害されるため、カルシウムが食事によって体内に吸収されず、血液中のカルシウム濃度が低下します。さらに尿中へのリンの排泄機能が低下するため、血液中のリン濃度が上昇します」

「慢性腎臓病の患者さんではカルシウムとリンの血中濃度の異常を調節しようとして、PTHの量が増加します。このような状態を『二次性副甲状腺機能亢進症』と呼びます。PTHは、骨から血液中へとカルシウムを移動させる働きを持つため、PTHが増え続けると骨のカルシウムが減少し、骨がもろくなって骨折しやすくなります」

—血管への影響は。

「二次性副甲状腺機能亢進症がさらに進行すると、高カルシウム・高リン状態が持続して、血液中で過剰になったカルシウム、リンが血管壁の石灰化を起こします。全身の血管病変が起こり、心筋梗塞や脳卒中のリスクも高まります」

—全身に影響がありますね。

「CKDでは、カルシウム、リン、PTHの異常によって起こる骨病変だけでなく、血管の石灰化を来して心血管疾患のリスクが高まったり、骨以外にも石灰化を来してADL（日常生活動作）が低下したりすることにより、患者の生存率に大きく影響することが分かっています。このような全身に及ぶ疾患概念を『慢性腎臓病に伴う骨ミネラル代謝異常（CKD‐MBD）』と呼んでいるのです」

—どんな治療をしますか。

「食事に含まれるリンと結合して体外へ排泄する『リン吸着薬』や、腸管からカルシウム吸収を助けて骨を守る『ビタミンD製剤』、PTHの分泌を抑える『カルシウム受容体作動薬』があります。食事療法、十分な透析、薬物療法を行っても、二次性副甲状腺亢進症が悪化するときには、早めに副甲状腺摘出術や、エタノールを副甲状腺に注入して壊死させる『PEIT（ペイ

ト）療法』を実施します」

　—患者が日常生活で注意すべきことは何でしょうか。

　「特に末期腎不全の患者さんでは、リンを多く含む食事、例えば肉や魚といった高タンパク質、乳製品、菓子類、加工食品などを制限します。患者さん向けの低リン食品を活用してもよいでしょう。また、日本人はビタミンD不足の傾向にあり、腎機能が正常な人でも注意が必要です」

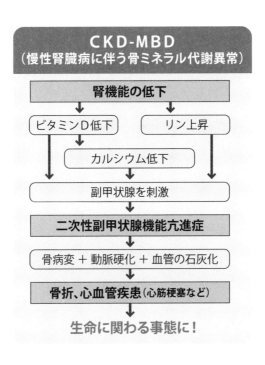

タンパク質制限、厳格に

　慢性腎臓病（CKD）の治療では、食事療法による栄養管理が薬物療法とともに重要な柱となっています。

―慢性腎臓病の治療の基本はどんなことですか。

　「患者さん自身の食事療法と、主治医による薬物療法との共同作業が治療の基本となります。食事療法は、病状の進行の程度や腎機能など、患者さんの状態で異なり、タンパク質や塩分、カリウムの摂取を制限し、腎機能障害の進行を抑えます」

―なぜタンパク制限が必要なのですか。

　「タンパク質は老廃物の一種である窒素代謝物を作ります。腎機能が正常であれば、窒素代謝物を処理するのに十分な糸球体があります。しかし、腎機能が低下していると、徐々にろ過機能が落ちてきてしまいます。腎臓への負担を軽減するため、タンパク質の摂取制限をします」

　「低タンパク食は、腎機能の低下を遅らせます。医師と管理栄養士による適切な栄養指導を受けて、厳格な低タンパク食を守ることで、腎機能を維持していくことができます」

―どの程度、制限しますか。

　「日本腎臓学会のガイドラインでは、慢性腎臓病ステージⅢ以降の患者さんは、標準体重１キロ当たり１日0.8グラムが推奨されています。標準体重60キロの場合、１日に48グラム程度に摂取を抑えます。一般的には１日80グラム程度を摂取してい

ますので、カロリー摂取不足による栄養不良にならないよう徐々に進めます」

　—タンパク制限をした分、カロリー摂取は増やしますか。

　「タンパク制限とともにカロリー摂取量をきちんと守ることにより、腎不全の進行が抑制されます。具体的な目標は標準体重1キロ当たり1日25〜35キロカロリーとされています。カロリー不足になると、タンパク質である筋肉が分解され、窒素代謝物が増えて、腎臓に負担がかかります」

　—食事制限でエネルギー量を満たすのが難しくなるのでは。

　「糖質と脂質でカロリーを補給します。また、低タンパク質食品として、主食として使える『治療用特殊食品』や主食以外でエネルギー補給に使う『エネルギー調整食品』も開発されています。例えば治療用特殊食品のご飯では、普通のご飯とカロリーは同じ程度で、タンパク質は3〜9％程度、リンが半分程度、カリウムは1％以下に抑えられているものもあります。これらを使用すると、副食も含め、献立の選択肢が広がります」

　—塩分やカリウムの制限は。

　「腎機能が低下すると体液中の塩分の排泄機能が鈍り、塩分を取り過ぎると排泄できずに体にたまります。むくみ、高血圧、さらに進めば、心不全、肺水腫にもなります。塩分摂取は1日6グラム以下を目標にします」

　「腎機能の低下でカリウムの排泄も減少し高カリウム血症になるため、カリウム制限が必要になります。カリウムは水に溶けますので、野菜は水にさらすなど工夫すれば、ある程度減らせます」

　—患者が特に注意すべき点は何でしょうか。

97

「誤った方法で食事制限すると病状が悪化しますので、主治医や栄養士の指導の下で、適切な食事療法を続けることが大切です。当院では患者さん向けの腎臓病教室を定期的に開き、医師、薬剤師、管理栄養士、看護師それぞれの立場から、腎臓を守るための教育指導を行っています。中でも食事療法は治療の基本ですので、興味のある方は参加していただければ幸いです」

慢性腎臓病（CKD）の食事療法

■十分なエネルギーを摂る
・標準体重1キロ当たり1日25～35キロカロリー
【エネルギーのもとになる食品】
穀物(米、パン、麺類)、菓子類、芋類、脂質類(バター、マーガリン)、砂糖など

■タンパク質を制限する
【タンパク質の多い食品】
魚介類、肉類、卵類、乳製品(特にリンが多いので注意)、大豆製品など

■塩分を控える
・1日6グラム以下を目標にする

■カリウムを控える
【カリウムを多く含む食品】
果物(バナナ、夏みかん、メロンなど)、野菜、芋類、肉、魚(特に刺身)、麺類、海藻、菓子類など
※治療用特殊食品、エネルギー調整食品の活用、調理方法も工夫する

【動画「おいしく続ける減塩生活のコツ」】
一般的に薄味の食事は物足りないと思われがちですが、少しの工夫でおいしく減塩できます。熊本市生活習慣病対策市民公開講座（2020年度）の動画「おいしく続ける減塩生活のコツ！」が参考になります。講師は、あけぼのクリニックの管理栄養士・北岡康江さんです。

急性腎障害

血圧低下、脱水に注意

　腎臓の機能が急激に低下する状態を「急性腎障害(AKI)」といいます。入院患者に見られることが多いとされていましたが、一般の外来患者にも発症する場合があり、血圧が突然低下したり脱水状態を起こしたりした場合は注意が必要です。

―急性腎障害の意義は何でしょうか。

　「かつては腎機能が著しく低下した状態を『急性腎不全』と呼んでいました。より軽度の腎機能低下の段階で診断し、早期から治療を始めることで、腎機能の改善につながるように、『急性腎障害』という概念が創設されました」

　「急性腎障害になると、尿の出が悪くなる『乏尿』や、全く出なくなる『無尿』が起こります。高齢者や糖尿病、高血圧など動脈硬化の人は、腎臓の働きが急に低下することも多く、急性腎障害を発症すると死亡率が高くなります。程度によっては一時的に血液透析まで必要となりますが、早期に原因を確定し、適切な治療を受ければ治すことができます。しかし、一部では原因が特定できず、慢性腎不全に移行する方もおられます」

　―急性腎障害には、どのようなケースがありますか。

　「入院患者さんでは、がん、感染症、敗血症といった原疾患によって発症することがほとんどです。こうした病気で入院していて二次的に腎虚血になったり、全身の状態が悪化したりし

て、腎機能が低下するケースが多くあります」

「外来患者さんでは、急性腎障害の原因は大きく三つに分けられます。一つ目は、脱水や心疾患により腎臓への血流が低下する腎前性の急性腎障害で、比較的多く見られます。急性腎障害全体の50〜80％ほどです。利尿薬や腎臓への血液量を落とす降圧薬が腎機能低下の原因になる場合も少なくありません。特に高齢者は注意が必要です」

「二つ目は腎性の急性腎障害で、急性糸球体腎炎や薬物毒性によるものです。最近では、CT検査などで造影剤使用後に起こる造影剤腎症が増加しています」

「三つ目は、前立腺肥大などの泌尿器科疾患により、尿路が閉塞することで起こる腎後性の急性腎障害ですが、閉塞を取り除けば治ります」

―最も多い原因は何ですか。

「ショックがあります。例えば心筋梗塞や大量の出血などで血圧が急激に下がる状態です。腎臓を流れる血液が極端に減少し、尿を作れなくなります。血圧を上げて、腎臓に十分な血液が流れるように治療します」

―薬物も原因の一つだそうですね。

「見過ごされやすいのですが、抗生物質や鎮痛剤など薬剤に対するアレルギーや血流障害が腎臓に起こる場合があります。アレルギー反応は、尿を作るネフロンや血管の間を埋めている間質という部分に起こることが多く、尿を作ることができなくなり、急性腎障害の原因となります。また、近年はビタミンD製剤の過剰投与による急性腎障害も問題となっています。血尿やタンパク尿が出ることも少ないため、気付きにくいです」

―急性腎障害の予防は。

「予防は、脱水を防ぐための小まめな水分補給が有効です。体重測定によって早めに脱水に気付くことができます。鎮痛剤やビタミンD製剤を長期に内服している人は、3カ月に1回程度、腎機能検査を受ける必要があります」

急性腎障害と慢性腎臓病の特徴

	急性腎障害 (AKI)	慢性腎臓病 (CKD)
発症の特徴	急激に腎機能が低下(1日以内～数週間)	徐々に腎機能が低下(数カ月～数年)
症状	尿の出が悪くなる(乏尿)、または全く出なくなる(無尿)	・初期はほとんど症状なし ・進行すると、夜間の尿の量が増加。むくみ、高血圧、疲労感、食欲不振などが起きる
原因	・脱水やショック状態、薬剤などが重要な原因 ・原因の特定が難しい場合もある	・糖尿病性腎症、慢性腎炎、腎硬化症、腎盂腎炎など ・慢性腎臓病(CKD)が進行すると、慢性腎不全になる
腎機能の回復	適切な治療により回復の可能性あり	回復は見込めない

高血圧続くと要注意

　高血圧が長い間続いて血管の動脈硬化が進行し、腎臓が次第に硬く小さくなってしまう腎硬化症が注目されています。透析導入の原因として2番目に多い疾患で、患者が増え続けています。

　—腎硬化症は、一般には耳慣れない病名と思います。

　「腎硬化症は、高血圧を原因として腎臓の血管に動脈硬化が起こり、腎臓に障害をもたらす疾患です。慢性腎臓病の一つです」

　—腎臓の仕組みを教えてください。

　「腎臓は非常に血管に富んだ臓器です。腎臓には『ネフロン』というごく微小な組織が左右合わせて約200万個あります。ネフロンは糸球体と尿細管からできています。糸球体は腎動脈から枝分かれした毛細血管の塊で、輸入細動脈、輸出細動脈といった血管の集まりです。血液を浄化し、不必要な水分などを排出する尿を作る働きがあります」

　—高血圧が続くと、なぜ腎臓が硬くなるのですか。

　「糸球体には豊富な血流が必要ですが、高血圧が続くと糸球体に血液を送る輸入細動脈に強い圧力がかかります。血管内の細胞がそれに反応して増殖し、血管の内腔が狭くなって細動脈の硬化が徐々に進み、血流が入っていかないようになります。糸球体のろ過面積が低下するため、腎臓の機能が低下してしまい、老廃物のろ過ができなくなります。さらに動脈硬化が進ん

で血流がいかなくなればネフロンが壊死します。壊死が進むと、腎機能がどんどん落ちていきます」

—腎硬化症は透析導入の主な原因ですね。

「日本透析医学会の調査では、2021年に新たに透析導入の原因となった疾患のうち、腎硬化症は6905人で、18.2％を占めました。糖尿病性腎症に次いで2番目に多いです。慢性糸球体腎炎は治療が進歩したため、減少傾向が続いています。糖尿病性腎症はほぼ横ばいですが、腎硬化症は増加が続いています」

「また、新規透析導入患者の平均年齢は、腎硬化症では約75歳で、糖尿病性腎症や慢性糸球体腎炎に比べ約7～8歳も高いことが分かっています」

—高齢者に多いのですか。

「腎硬化症を発症するのは40歳以上が多く、年齢とともに増加します。ただ、メタボリック症候群の増加など、若い世代でも血管が硬くなっている患者さんが見られています。腎硬化症の方は腎臓以外の動脈硬化も進んでいるため、心筋梗塞や脳卒中などのリスクも高いと考えられます。注意が必要です」

—腎硬化症は、自覚症状はありますか。

腎硬化症の特徴

- ◉高血圧で腎臓の動脈硬化が進行
  →次第に腎機能が低下→透析へ

- ◉透析導入の原因疾患第2位

- ◉自覚症状が出にくい
  →知らず知らず進行しやすい

- ◉タンパク尿、血尿が出ない
  早期診断のマーカー（指標）がない
  →早期発見が困難

- ◉治療・予防
  血圧の十分なコントロールが基本
  降圧薬の服用、生活習慣の改善

「特別な症状が出ることはなく、盲点といえます。糖尿病性腎症や慢性糸球体腎炎では、尿検査をするとタンパク尿が出るのですが、腎硬化症ではほとんど出ませんし、血尿も出ません。『タンパク尿が出ないから腎臓は大丈夫』とは決していえません。早期に診断できるマーカー(指標)として確立されたものはなく、早期診断は困難な場合が多いのが現状です」

「長い時間をかけて、高血圧の方が知らず知らずのうちに動脈硬化が進み、腎硬化症にもなってしまうことが考えられます。腎機能がかなり低下して初めて腎硬化症と分かることも多いです。高血圧の方は、腎硬化症になる可能性が高いと考えてください」

腎硬化症の治療

血圧の適正な管理を

腎臓の血管に動脈硬化が進んで発症し、透析導入の原因として増加している腎硬化症。自覚症状に乏しく、早期発見も困難といわれます。

―腎硬化症は、早期発見が難しい病気ですね。

「腎臓病は一般に、尿検査をして、尿タンパク、尿アルブミン、血尿の有無を確認し、血清クレアチニン値などから腎機能を見るeGFR(推算糸球体ろ過量)検査を行うことで、基本的な診断ができます。しかし、腎硬化症では、タンパク尿や血尿が出ないため、腎機能障害がかなり低下して初めて腎硬化症と分かる

ことも多いのです」

　「数値に表れにくいため、『腎臓は悪くない』と思っていても、動脈硬化が少しずつ進むと、腎機能も徐々に下がっていきます。例えばeGFRが50ほど、つまり腎機能が正常の50％ほどに低下したときに、『タンパク尿も出ていないのに、腎機能が下がってしまっている』と分かる症例が意外と多いです」

　—早期診断につながる指標は全くないのでしょうか。

　「糖尿病の患者さんは糖尿病性腎症に備えて、アルブミン尿を測定しますが、腎硬化症は異なる病気のため、測定する機会がまずありません。このため現状ではなかなか見つけにくいです。腎硬化症の早期から微量のアルブミン尿が検出されることもありますが、現状では、アルブミン尿の測定は、腎硬化症の診断には保険適用されません」

　—エコー検査はどうですか。

　「腎硬化症は、腎臓が少しずつ硬くなり小さくなっていきます。エコー検査で小さくなっていると分かった段階で、既に腎機能がかなり低下しています」

　「一般に、高血圧の患者さんには『自分は高血圧であって、腎臓病は関係ない』と思っている方がいます。高血圧で脳卒中や心臓病を思い浮かべる方は多いでしょう。でも、まさか腎臓病になるとは考えていないようです。高血圧の方は腎硬化症になる可能性が十分に高いことを、ご本人もかかりつけ医にも知っておいていただきたいです」

　—高血圧を治療すると、よいのですね。

　「基本は血圧を十分コントロールすることです。腎保護作用のあるARB（アンジオテンシンⅡ受容体拮抗薬）、ACE（アンジ

オテンシン変換酵素）阻害薬、カルシウム拮抗薬などの降圧薬で血圧を下げます」

「高血圧患者は、国内に少なくとも4300万人といわれています。血圧の薬を飲まなかったり放置したりすると、腎硬化症になる可能性は高いです。『血圧は少し高めがいい』などという方がいますが、腎硬化症のリスクを高めてしまいます」

—腎硬化症の患者さんでは、目標となる血圧の値は。

「目標は収縮期血圧（上の血圧）が130未満、できれば120前後、拡張期血圧（下の血圧）は80未満です。自宅での血圧測定をお勧めします。目標血圧をきちんと守っていただくのがとても重要です」

—既に腎硬化症が進行していたら、治療はどうなりますか。

「現在のところは、残念ながら硬化して小さくなってしまった腎臓を元に戻すような劇的な治療はありません。壊死した部分は元には戻らないのです」

—やはり予防が大事ですね。

「血圧の適正な管理とともに食塩制限、体重の適正なコントロール、禁酒、禁煙など、生活習慣の改善がとても大切です」

心・腎・貧血症候群

互いに影響し悪循環に

近年、心血管病（CVD）、慢性腎臓病（CKD）、貧血（Anemia）が互いに影響し合って、悪循環を形成する「心・腎・貧血症候群（CRA症候群）」という概念が提唱されています。

　―心・腎・貧血症候群とは、どんな概念でしょうか。

　「慢性腎臓病が心血管病の危険因子であり、心血管病が慢性腎臓病のリスクとなることは、既に分かっていました。慢性腎臓病と貧血を併発している心不全患者に対し、貧血を改善することで心不全も改善し、腎不全の進行抑制にもつながることが分かり、心・腎・貧血症候群が提唱されました」

　―まず慢性腎臓病と貧血の関係はいかがですか。

　「腎臓は、血液を作る造血ホルモンのエリスロポエチンを分泌しています。腎機能が低下すると、エリスロポエチンの分泌が低下し、貧血が進行し、腎性貧血が引き起こされます。腎機能の指標であるeGFR（推算糸球体ろ過量）が40～50以下になると明らかに貧血が悪化します」

　「一方、貧血になると、慢性腎臓病は悪化します。貧血は、血液が薄くなり、酸素を運搬する血液中のヘモグロビン濃度が基準値を下回った場合を指します。貧血に対する治療を行わないと、末期腎不全になるリスクも高いという報告があります」

　―次に、心血管病と貧血の関係はどうですか。

　「うっ血性心不全の患者さんは貧血を高い割合で合併しています。逆に、血中ヘモグロビン濃度が基準値以下になると、貧血の進行に伴って心臓から運び出される血液量（心拍出量）が増加し、心臓に負荷がかかり、心不全になります。心不全ではTNF-αという炎症性サイトカイン（タンパク質）が分泌されます。TNF-αが、腎臓のエリスロポエチンの合成を抑制したり、鉄の貯蔵庫である網内系細胞から鉄が放出されるのを阻害したりして、貧血の悪化に関わっています」

　―では、心血管病と慢性腎臓病の関係はいかがですか。

「腎機能が低下すると体液の貯留を招き、レニン・アンジオテンシン・アルドステロン系（RAS）というホルモン分泌の仕組みを亢進し、心不全を悪化させます。また、心機能が低下すると心拍出量が減少し、腎血流量の低下や交感神経系を亢進し、体液貯留やRAS亢進を促すため、さらに腎機能を低下させます。すなわち、腎臓が悪くなると心臓が悪くなり、心臓が悪くなると腎臓が悪くなるという悪循環が生じるわけです」

—心・腎・貧血症候群のリスクはどのぐらいでしょうか。

「米国の65歳以上の高齢者を対象にした分析では、心血管病、慢性腎臓病、貧血がいずれもない人と比べると、２年死亡率は、腎不全と貧血を合併している人は約3.6倍、心不全と貧血の合併では約4.5倍、心不全と腎不全の合併は約５倍高いというデータがあります。三つがそろうと、約5.9倍に跳ね上がりました」

—心・腎・貧血症候群には、どのような対処が必要ですか。

「心・腎・貧血症候群の悪循環を抑制するには、まずは最も治療介入しやすい貧血の改善を目指すべきだと考えられています。特に慢性腎

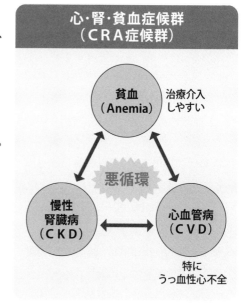

心・腎・貧血症候群
（ＣＲＡ症候群）

貧血
（Anemia）

治療介入
しやすい

悪循環

慢性
腎臓病
（ＣＫＤ）

心血管病
（ＣＶＤ）

特に
うっ血性心不全

臓病の方では、腎性貧血に対する早期からのエリスロポエチン製剤による治療が、透析導入までの時間を延ばし、腎疾患や酸化ストレス、動脈硬化の進行などを予防します。近年、新しい貧血治療薬としてエリスロポエチン製剤以外にHIF-PH（低酸素誘導因子プロリン水酸化酵素含有タンパク質）阻害薬の使用が可能となり、臨床的に期待されています」

高齢者の透析導入

最善目指し話し合い

　腎臓病が悪化し、末期腎不全に至って透析を導入する患者さんが年々高齢化し、導入時の平均年齢は70歳を超えています。

―透析導入に至る原因疾患を教えてください。

「透析導入に至る原因疾患として最も多いのは、糖尿病性腎症です。1998年にそれまで最多だった慢性糸球体腎炎を上回り、ここ数年はほぼ横ばいです。慢性糸球体腎炎は、治療法の進歩で減少傾向が続いており、2021年には2位が腎硬化症、3位が慢性糸球体腎炎となっています」

―透析導入患者の平均年齢はいかがでしょうか。

「1980年代には50歳代でしたが、1994年には60歳を超え、2015年末で69歳、2021年には71.09歳になっています。男性は70〜74歳、女性は80〜84歳で導入に至るケースがそれぞれ最も多いです」

「特に腎硬化症によって透析導入となった患者の半数は75歳以上でした。腎硬化症による透析導入の平均年齢は約75歳で、主な原因疾患では最も高齢でした」

―透析導入のタイミングは、一般的にはどのように考えられていますか。

「患者の高齢化などを踏まえて、日本透析医学会が2013年に『維持血液透析ガイドライン』を作成しました。『eGFR(推算糸球体ろ過量)が15未満になり、腎不全症候、日常生活の活動性、栄養状態を加味して総合的に判断する』とされています。eGFRは、血液中の血清クレアチニン値と年齢、性別から腎臓の働きを評価する指標です。15未満とは、腎機能が正常の15%未満しかない、末期腎不全の厳しい状態です」

―透析療法はどのような方法がありますか。

「透析療法には血液透析、腹膜透析があります。血液透析は、透析装置を使って血液を浄化します。医療機関で合併症管理や適正な透析が容易にできますが、週3回の通院方法や時間の制約などが問題点としてあります」

「腹膜透析は、腹腔内にためた透析液を交換することで血液を浄化します。自宅でも可能で、通院回数も少なくて済むなどの長所がある半面、操作や手技の習得が必要。感染リスク、家族や介護者への負担などが問題となります」

「現状は、高齢の透析患者のほとんどが血液透析を受けています。どちらを選ぶかは、個々の症例に合わせて慎重に判断する必要があります」

―高齢になると、腎臓以外にも疾患を抱えます。透析導入の時期はどうなりますか。

「高齢者の適切な透析導入の時期については、明確なエビデンスが乏しく、ガイドラインでは特別な基準は定められていません。高齢者は、脳血管や心血管、骨関節の疾患、悪性腫瘍などの合併症を既に抱え、身体能力や認知機能などが低下している症例が多くあります。尿毒症の進行が日常生活の活動性や認知機能をさらに低下させることもあり、透析の導入時期を考慮する目安になります」

―家庭の状況も考える必要がありますね。

「一人暮らしや、同居者がいても高齢者同士の老老介護をしているケースもあります。超高齢社会が進み、認知症の患者さんが増え、自ら判断ができない場合もあります。透析に限らない難しい問題ですが、本人・家族の希望、医療者の判断を踏まえ、最善の医療を目指してよく話し合うことが大切です」

田中元子さん／あけぼのクリニック副院長

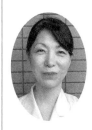

■たなか・もとこ
熊本市出身、熊本大医学部卒、医学博士。1994年からあけぼのクリニック副院長。日本腎臓学会学術評議員。日本透析医学会指導医。熊本大大学院薬学教育部と崇城大薬学部の臨床教授を務める。日本内科学会認定医。日本高血圧学会、日本骨代謝学会などにも所属。日本腎臓学会編集委員会・査読委員。2008年度日本透析医学会学会賞（木本賞）。日本CKD-MBD研究会世話人。学生時代の趣味はテニス、最近はサッカー、野球などスポーツ観戦。

「リン」の取り過ぎに注意

リンは、骨や歯の正常な発達に不可欠な成分です。広く食品に含まれていますが、現代の食生活では加工食品の利用が増えているため、食品添加物として使われているリンの過剰摂取が問題になっています。

特に腎機能に障害がある場合は、尿へのリンの排出量が減るため、血液中のリン濃度が増加します。高リン血症は血管石灰化の原因となることが報告されています。

リンを抑えながら、必要なタンパク質を取るためには、「リン／タンパク比」の高い食品を控える必要があります。「リン／タンパク比」が少ないものを選びましょう。

「リン／タンパク比」とは、リン（ミリグラム）をタンパク質（グラム）で割った値です。

▽「リン／タンパク比」が20を超える食品

ワカサギ、ししゃも、しらす干し、ビール、かりんとう、ミルクチョコレート、プロセスチーズ、アイスクリーム、牛乳、ヨーグルト、トマトジュース、ポテトチップス

▽15〜20の食品

豚レバー、ベーコン、ウインナーソーセージ、魚肉ソーセージ、筋子、ホッケ、ロースハム、しょうゆせんべい、みたらし団子

▽10〜15の食品

アサリ、スルメイカ、刺身、鶏卵、ズワイガニ、バナメイエビ、マグロ赤身刺身、辛子明太子、焼き豚、うなぎかば焼き、塩サケ、塩ダラ、アジの開き、冷凍イカフライ、豆乳、カステラ、どら焼き、煎茶

▽5〜10の食品

サンマ、豚肉肩ロース、牛肉肩ロース、鶏肉ささみ、鶏ひき肉、鶏むね肉、ブリ、さきいか、サバの水煮缶詰、焼きちくわ、冷凍エビフライ、しめさば、ハンバーグ、コンビーフ、かまぼこ、大福もち

▽5を下回る食品

卵白 （「日本食品標準成分表2020年版（八訂）」を基に作成）

尿管結石の発症

強い痛み、10人に1人が経験

　突然、脇腹や腰、股の付け根周辺が激しく痛む「尿管結石」は、日本人の10人に1人が生涯のうちにかかる身近な病気です。「痛みの王様」と呼ばれ、のたうち回るような激痛を経験した人も多いでしょう。天草郡市医師会立・天草地域医療センター(天草市亀場町)の陣内良映・泌尿器科部長に発症の仕組みや対処について聞きました。

　―なぜ結石ができるのですか。

　「尿は血液中の老廃物や過剰な水分が腎臓でろ過されたもので、腎盂、尿管、膀胱を経由して尿道から体外に排出されます。体内の水分が少ないと、尿中に溶けたカルシウムやリンなどの老廃物が結晶化し、腎臓に石ができます。尿管結石は、尿管の途中に結石が引っかかることで、脇腹や腰、背中などに激しい痛みが起こります。血尿や吐き気、冷や汗が出ることもあります」

　「どんなに体位を変えても痛みは続き、救急車を呼ばざるを得ないことがあります。出産よりも痛かったという女性もいます。7000年前のエジプトのミイラから腎臓結石が見つかっており、結石は昔から人類を悩ませてきた病気です」

　―発症の頻度は。

　「30〜50歳代に多く、生涯のうちに10人に1人、男性では7人に1人、女性は15人に1人の割合で経験する病気です。再発

113

もしやすく、5年以内に約45％の人が再発します。以前の勤務先である救急病院では、年間200人程度が尿管結石で救急搬送されています。夏場を中心に年間を通じて発生しています」

　——なぜ、あんなに痛いのでしょう。

　「結石が尿管の壁を傷つけることだけで痛くなるわけではありません。結石が詰まって、尿が流れにくくなると、尿管が腫れ上がり、腎臓の内圧が上がります。すると、腎被膜という腎臓の表面を覆う膜が引き伸ばされて、痛みが波のように出続けるのです」

　——診断はどのようにしますか。

　「救急外来では、まず全身状態を把握しつつ採血・検尿、さらにCTや超音波検査による画像診断をします。ただ、話せないほど痛みが強い場合は、先に鎮痛剤を投与して落ち着いてから検査を進めます」

　——結石の大きさによって、対処法はどう変わりますか。

　「結石が10ミリ未満の場合、7割ほどの人は1カ月以内に自然に排出されますので、痛みのコントロールをメインとして経過を観察します。かかりつけの開業医の先生でも対応できます。結石が10ミリ以上の場合や、腎盂腎炎、敗血症などの合併症がある場合は、入院して治療する必要があります」

　——入院を検討する際の基準を具体的に教えてください。

　「痛みが取れず、コントロールできない場合は入院が必要となります。特に尿路が細菌に感染して結石性腎盂腎炎を発症した場合、ひどいときは敗血症性ショックを起こしてしまいます。熱が高い、またはショックで体温が低い、意識がない、血圧が低くて安定しないといった場合は、増えた細菌を含んだ感染尿

を体外に排出させるドレナージという処置を緊急に行います」

「ドレナージには、内視鏡で腎臓から膀胱にかけて細い管を通す『尿管ステント留置』や、超音波装置を使って皮膚から針を刺し、腎臓にカテーテルを通す『経皮的腎瘻造設』があります」

——結石性腎盂腎炎とは。

「結石によって尿路がふさがり、腎盂から細菌が逆流して、血管を通じて全身に回り腎盂腎炎を起こします。この状態が悪化すると敗血症を誘発し重症化します。女性に多く、腎盂腎炎の約20％が敗血症になります。長期間臥床状態の人や糖尿病の患者さんにも多く発生します。全身状態を安定させてから結石治療を行うことになります」

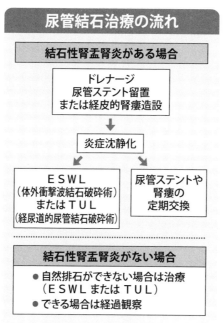

尿管結石治療の流れ

結石性腎盂腎炎がある場合

ドレナージ
尿管ステント留置
または経皮的腎瘻造設

↓

炎症沈静化

ESWL
（体外衝撃波結石破砕術）
またはTUL
（経尿道的尿管結石破砕術）

尿管ステントや
腎瘻の
定期交換

結石性腎盂腎炎がない場合

● 自然排石ができない場合は治療
　（ESWLまたはTUL）
● できる場合は経過観察

尿管鏡使い破砕も

　尿管結石が自然に排出されない場合は、外科的な治療が必要となります。従来は衝撃波で結石を砕く手法が主流でしたが、現在は非常に細い尿管鏡を使い、レーザーで破砕する方法が第一選択になりつつあります。

―尿管結石の治療で手術が必要になるのは、どのような場合ですか。

　「10ミリ未満の結石であれば、尿路感染を合併していなければ、約7割は自然に排出する可能性があります。飲水や運動などの生活指導で自然な排石が期待でき、この場合は経過観察します。結石が10ミリ以上と大きい場合や、1カ月以上排石しない場合、尿路感染の治療をした後などは、結石を体外に出すため、入院した上で外科的な治療を施すことになります」

―どんな方法がありますか。

　「普及しているのが、体外衝撃波結石破砕術（ESWL＝Extracorporeal Shock Wave Lithotripsy）です。手術をせずに結石に対して体外から発生させた衝撃波を当て、結石のみを細かく砕きます。砕いた石は尿と一緒に自然に排出されるのを待ちます。ESWLは1980年代に旧西ドイツで開発され、日本には1988年に導入されました。現在も治療の主役の一つです」

―ESWLには、どのような長所、短所がありますか。

　「日帰りで治療でき、切開や特殊な麻酔が不要です。鎮痛薬

を使うだけです。一方、結石がある部位を直視して行うわけではないため、腎臓や周辺臓器の損傷が起きる場合があります。結石の排出は確認できません。また、下部尿管の10ミリ以上の大きな石には適していません。下部尿管結石では、骨盤の影響で上部尿管と比較し衝撃波を当てにくい場合があります」

　―ESWLに代わるような新しい方法はありますか。

　「現在日本で主流になりつつあるのが、ホルミニウムレーザー装置を使用した軟性尿管鏡による経尿道的尿管結石破砕術（F-TUL＝Flexible-Trans Urethral Lithotripsy）です。開腹することなく非常に細く軟らかい尿管鏡（内視鏡）を使用し尿道・膀胱を経由して尿管に入れて、結石を直接観察しながらレーザーによって結石を細かく砕く方法です」

　―F-TULの特徴は。

　「尿路のあらゆる結石に対して治療できます。内視鏡で行うため皮膚切開や切除が不要で、硬い石でも破砕が可能です。『尿路結石症診療ガイドライン2013年版』では、ESWLと同様に第一選択であり、特に長期間とどまっているような陥頓結石の治療では、ESWLと比較して結石除去率が高率であると記載されています。ただし、数日間入院し、全身麻酔または下半身麻酔が必要です。尿管損傷などの合併症が起きる場合があります」

　「救急外来に搬送される尿路結石の患者さんは、高齢、長期臥床、抗凝固剤を内服中といった複雑な状況が多く、全身状態を安定させた後に治療に移ることが少なくありませんでした。F-TULを導入してから、こうした患者さんにも対応しやすくなりました」

　「現在は、結石をどれだけ砕けるかという破砕率より

も、どれだけ石を取り除き排出できるかという排石率（SFR＝Stone Free Rate）が重視されるようになってきています」

—結石がとても大きい場合は。

「尿管の場合は20ミリ以上の結石はまれです。腎臓にできる大きな結石やサンゴ状結石に対しては、数回のF-TULや経皮的結石破砕術（PNL＝Percutaneous Nephrolithotripsy）やその併用を行います。脇腹から皮膚を通して腎臓に直接内視鏡を挿入し、医療用ドリルやレーザーで石を砕いて取り出す手術です。全身麻酔が必要となります」

尿管結石の主な外科的療法

	体外衝撃波 結石破砕術 （ＥＳＷＬ）	軟性鏡による経尿 道的尿管結石破砕術 （F-TUL）
手法	外科手術をせずに体外から衝撃波を当て、結石のみを細かく砕く	細く軟らかい尿管鏡を尿道から入れて、レーザーによって結石を細かく砕く
長所	●日帰りで治療できる ●特殊な麻酔が不要	●尿路のあらゆる結石に対して治療できる ●切除が不要 ●排石率が他の治療と比較して良い
短所	●直視下でないため、腎臓や周辺臓器の損傷が起きる ●結石の排出は確認できない ●下部尿管の10ミリ以上の石には適さない	●入院・麻酔が必要 ●尿管損傷などの合併症が起きる場合がある

陣内良映さん／天草郡市医師会立・天草地域医療センター泌尿器科部長

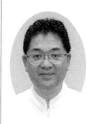

■じんのうち・よしてる

熊本市出身、近畿大学医学部卒、熊本大学大学院修了。医学博士。日本泌尿器科学会指導医・専門医。がん治療認定医。西日本泌尿器科学会評議員。1998年から国立熊本病院(現熊本医療センター)勤務、2019年4月から現職。「過疎の進む地域での医療の貧困は想像以上に厳しく、医療スタッフの確保も十分にできない状態です。少しでも地域医療の役に立つように学生時代に熱中した空手道の『押忍』の精神で気持ちを奮い立たせています」

【尿管結石と生活習慣病】

　尿管結石の発症は、生活習慣病とも関係しているようです。日本泌尿器学会などによる診療ガイドライン(2013年版)によると、肥満、糖尿病、高血圧といった生活習慣病や、こうしたリスクの重積が関連していることは多くの疫学研究で示されているそうです。尿管結石症はメタボリックシンドロームの一疾患と捉えることができるとされています。

十分な水分、食事に工夫を

　激しい痛みを起こす尿管結石は再発しやすく、予防が非常に大切です。日頃から十分な水分摂取に努め、食生活を改善・工夫することが効果的といわれています。国立病院機構熊本医療センター(熊本市中央区二の丸)の深山美香・副看護師長(透析看護認定看護師)にポイントを教えてもらいました。

　―結石は、どんな成分からできているのですか。

　「結石の大半はシュウ酸カルシウムなどのカルシウム結石の塊です。シュウ酸は植物に含まれる灰汁の成分で、ホウレンソウなどの葉物野菜やタケノコ、コーヒーなどに多く含まれています。尿の中でシュウ酸がカルシウムなどと結合して結晶化したものが結石です」

　「結石ができたら、TUL(経尿道的尿管結石破砕術)のような治療法で結石を一網打尽にしたり、結石ができないように生活習慣を改善したりすることが大切です」

　―結石を作らないために、気を付けることを教えてください。

　「基本的に、(1)水分摂取(2)食生活の改善と工夫(3)塩分の制限(4)定期的な受診―の四つが重要です」

　―まず、水分摂取について。

　「脱水状態や水分不足では結石ができやすくなります。『尿路結石症診療ガイドライン2013年版』では、食事以外に1日2リ

ットル以上の水を飲むことが推奨されています」

「よく、『アルコールで水分を取れば脱水にはならない』と考える方がいらっしゃいますが、アルコール摂取は逆効果です。アルコールにはシュウ酸のもとになるプリン体が多く含まれ、結石ができやすい体質になります。アルコールはほどほどにしましょう」

　—次に、食生活の改善と工夫はいかがでしょうか。

「結石の成分となるシュウ酸を多く含む食品を食べ過ぎないようにしましょう。ただ、シュウ酸はさまざまな食品に含まれ、全て避けることは現実的ではありませんので、ひと工夫してみましょう。例えば、葉物野菜はゆでることでシュウ酸を半分に減らすことができます」

「シュウ酸を多く含む食品は、カルシウムと一緒に摂取すると、腸内でシュウ酸とカルシウムが結合して、尿ではなく便と一緒に排出されるため、体内への吸収が抑えられます。尿管結石はカルシウム結石ですので、意外かもしれませんね。ホウレンソウのおひたしに削り節、コーヒーにはミルクを入れるといった工夫が効果的です」

　—塩分を抑えると、なぜいいのでしょうか。

「塩分を取り過ぎると、尿の中へのカルシウム排出量が増加して、結石ができやすいといわれています。味付けを工夫して、ぜひ減塩を心がけてください。味付けには、酢やレモン、ゆずなどのかんきつ類、香辛料、こんぶやしいたけなどから取るうまみなどを使って、おいしくいただきましょう」

　—定期的な受診も大切ですね。

「尿管結石は5年以内に半数の方が再発してしまう病気です

ので、早期発見が大切です。しっかり定期的な受診をお勧めします」

　―透析看護認定看護師は、どのような役割ですか。

　「透析療法に関する専門的な知識・技術を用いて、個別性に応じた安全・安楽な透析を行っています。また、腎不全の患者さんと共に悩み喜びながら長期にわたる療養生活を支援しています」

尿管結石 予防のポイント

水分摂取	●食事以外に1日2㍑以上、水を飲む ●アルコール摂取は逆効果
食生活の改善と工夫	●シュウ酸を多く含む食品の摂取を減らす ●葉物野菜はゆでると、シュウ酸を半分に減らせる ●カルシウムと一緒に取ることで、シュウ酸の吸収を減らす
塩分制限	●健康な人は1日7〜8㌘以下、高血圧や腎臓病がある人は1日6㌘以下を目標に
定期的な受診	●尿管結石は再発しやすいため、定期的に受診を

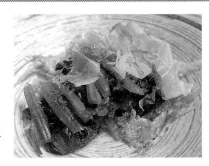

シュウ酸を多く含むホウレンソウは、削り節と食べると、尿管結石ができにくくなる。

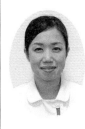

深山美香さん／熊本医療センター透析看護認定看護師

■ふかやま・みか
宇土市出身。2006年、国立病院機構熊本医療センター付属看護学校卒、同センター泌尿器・腎臓内科配属。2016年から副看護師長。2018年、東京女子医科大学看護学部の認定看護師教育課程透析看護分野を修了、日本看護協会透析看護認定看護師資格を取得。2児の母。「娘と一緒にBTSに、はまってます♡」

🐾にゃんコラム　　　　　経験のない激痛が…！

　あれは30年ほど前、紙面をレイアウトする内勤の編集部にいたころでした。勤務を終え、夕暮れに車で帰宅中、熊本市役所の前で突然強い痛みが左の腰の辺りを襲いました。「何だ、この痛みは！」。まるで後ろからぐいぐいと引っ張られるように、体は助手席側に傾いていきます。「ここで事故を起こしたら、まずい」。冬場というのに額からは脂汗が流れる思いでした。

　どうにか近くの内科にたどりつき、インターホン越しに「今まで経験したことがない激痛です」と訴えました。尿検査で血尿が出ていて、尿管結石と判明。点滴を受け、痛み止めをもらい、ようやく安静に。翌日、会社のトイレでさんざん苦しめられた結石と無事におさらばできました。

　そういえば、２、３日前から腰に鈍い痛みを感じて、やや便秘気味だったように思います。"予兆"だったのかもしれません。

　それからというもの、意識して水分を取るよう心がけています。再び結石が見つかっても、大事に至ることはなく、自然に排出されていたのでしょう。

　今夏の人間ドックでは、また腎臓に10ミリの結石が見つかりました。かかりつけの医師に報告すると、「特に心配はありませんよ」。のたうち回るような痛みはもうこりごり。本書をしっかり読み込んでおかなきゃ、です。

第4章
脳神経・脳卒中

喫煙、ピルは脳梗塞リスク

　主に片側のこめかみから目のあたりが激しく痛む片頭痛は、20〜40代の女性に多い病気です。数十年にわたって苦しんでいる方もいます。前兆となる視野異常がある場合や、喫煙、ピル（経口避妊薬）の服用で脳梗塞の発症リスクが高まることが分かってきました。日本頭痛学会理事の橋本洋一郎医師（済生会熊本病院脳卒中センター特別顧問、前熊本市民病院首席診療部長）に解説してもらいました。

―片頭痛はなぜ起こるのですか。

　「ストレスなどの何らかの刺激で、脳の三叉神経末端から痛みの原因となる神経ペプチド（CGRPやサブスタンスPなど）が放出され、脳血管の炎症や拡張で起こるという説が有力です。女性ホルモンも関与するため、女性に片頭痛が起こりやすくなります」

―片頭痛の特徴は。

　「片頭痛は体を動かすと痛みが増強し、吐き気や嘔吐を伴うため、生活に大きな支障を来します。ひどい場合は寝込むことも少なくありません。発作中は頭の痛みだけでなく、普段は気にならない光や音、臭いに敏感になるなどの症状が出ます」

　「また、片頭痛患者の約20％に、前兆と呼ばれる視野異常（閃輝暗点）が見られます。閃輝暗点とは、（1）視野に白い点が現れる（2）点が次第に拡大し、光を放ってギザギザ状に大きくな

る（３）ギザギザの中央がまぶしく光り、視野が欠落する（４）30分ほどで視野異常は治まる―という症状で、この症状がなくなる頃に頭痛が起こります」

　―片頭痛と脳梗塞の関係は。

　「海外の数多くの報告を分析してみると、片頭痛が脳梗塞の発症を増やし、特に前兆のある片頭痛でリスクが高いことが示されています。さらに45歳未満の女性片頭痛患者で喫煙者、ピル服用の場合は、脳梗塞の発症リスクが10倍高くなります。脳梗塞の発症リスクは、もともと血栓を作りやすいピルの服用や喫煙などによって著しく高まることが影響していると考えられます。ピルには、経口避妊薬の他、子宮内膜症に伴う月経困難

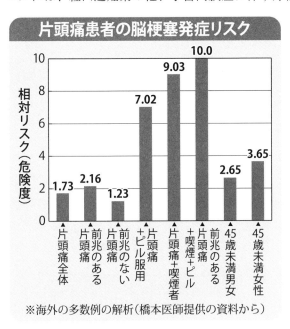

※海外の多数例の解析（橋本医師提供の資料から）

症の治療薬である低用量エストロゲン・プロゲスチン配合薬を含みます」

「また、前兆のある片頭痛の女性は、心血管疾患、虚血性脳卒中、心筋梗塞のリスクが２倍近く増加します。脳卒中の発症率が低い若年者であっても、これらのリスクを念頭に置いた治療が重要です。日本頭痛学会の『頭痛の診療ガイドライン2021』でも示されています」

「片頭痛患者は、健康な成人と比べ無症候性脳梗塞（隠れ脳梗塞）を有する割合が高く、さらに前兆のある患者は、前兆のない患者に比べて無症候性脳梗塞を有する割合が高いことも分かっています。片頭痛の発作が月１回以上の患者には、脳細胞が壊死した脳梗塞巣がある割合が高いです」

―片頭痛の治療は。

「片頭痛発作時の急性期治療薬であるトリプタン系薬剤（第一選択薬）による頭痛治療、片頭痛の予防薬による予防は片頭痛治療にもなりますし、脳梗塞予防にもなります。片頭痛ではさらに禁煙して、ピルを使わず、高血圧などの他の生活習慣病の治療が脳梗塞予防や発症リスクの軽減に大変重要となります」

片頭痛の予防

ストレスためず過労避けて

片頭痛は雨の降る前や、台風で発症する場合が多いそうですが、さすがに天気は変えることができません。片頭痛は、ストレス（イライラし過ぎること）や過労、ほっとし過

ぎること、寝不足・寝過ぎ、空腹などで誘発されることが
多々ある他、痛み止めの飲み過ぎで慢性化することもあり
ます。日常生活の修正で片頭痛の発作を減らし、適切な治
療で慢性化を防ぐことができます。

―片頭痛の特徴は。
「片頭痛は、ドックンドックンと脈打つように痛む、頭の片
側(一部は両側)がズキンズキンと痛むなど、拍動性の痛みが特
徴です。若年者、特に10代での発症が多く、おおむね30歳まで
に発症します」
「変形視といって、物がゆがんで見える場合もあります」
「患者さんの40％以上に家族歴があり、母親に片頭痛があれ
ば娘の70％、息子の30％にもあるといわれます」
―どんな誘因で起こりますか。
「ストレスや過労が誘因となりますが、ストレスや疲れから
解放されたときにも起こりやすいです。週末にも起こりがちで
すし、寝過ぎや人ごみ、強い日差し、飲酒、運動などでも発症
します。雨や台風が誘因になる場合も多いようです」
―予防には、どんなことに気を付けたらいいですか。
「患者さんには、まず生活習慣を改善するように伝えます。
頭痛を誘発することは避けなくてはいけません。例えば、スト
レスをためず、過労を避ける。イライラしない。ほっとし過ぎ
ない。規則正しい生活を送り、睡眠を十分とることが大切です
が、寝過ぎも良くありません。姿勢を正しくし、うつむくよう
な姿勢は避けます。筋肉はリラックスさせます」
―食生活では何がありますか。

「片頭痛の誘発因子となる食品の代表的なものに、アルコール、特に赤ワインやチーズなどがあります。これらに含まれるチラミンやポリフェノールなどが血管の収縮や拡張に関わるため、片頭痛を誘発するのです。コーヒー、紅茶など、カフェインを多く含む飲料も取り過ぎないことです。バランスの良い食事を心がけましょう」

　—片頭痛の予防的な治療はいかがでしょうか。

　「頭痛が来そうだからといって、鎮痛薬を予防的には内服しないようにします。鎮痛薬はあくまで痛みを和らげるもので、その場しのぎです。症状が軽い方はどうにかなりますが、根本的な治療ではありません。過剰に服用して、痛みに対する感受

片頭痛を予防する 日常生活のポイント

- ストレスをためない　過労を避ける　イライラしない　ほっとし過ぎない
- 睡眠を十分とる　寝過ぎもだめ
- 規則正しい生活　バランスの良い食事
- 姿勢を正しく　うつむき姿勢を避ける　筋肉をリラックスさせる
- カフェインを多く含むものを取り過ぎない（コーヒー、紅茶など）
- チーズやアルコール（特に赤ワイン）を避ける（チラミンを含む食品）
- 鎮痛薬は予防的には内服しない
- 片頭痛の発作が多い場合は、予防薬を主治医と相談して服用する
  （「頭痛の診療ガイドライン2021」では月に2回以上あるいは生活に支障のある頭痛が月に3日以上ある場合に検討する）

橋本洋一郎医師の資料から

性が過敏になる薬剤の使用過多による頭痛（薬物乱用頭痛）にならないように気を付ける必要があります」

　「片頭痛の発作は1〜4日ほど続きます。発作が月に2回以上あるいは生活に支障のある頭痛が月に3日以上ある患者さんでは、予防療法を検討することが勧められます。強い発作が起きたときは、急性期治療薬であるトリプタン系薬剤が第一選択です。なお、トリプタンが禁忌、あるいは合わない方のためにラスミジタンという薬剤が登場しました。発作が多い場合は、予防薬を主治医と相談して服用するようにします」

　―治療を受ける際の留意点は。

　「やはり、早めに予防治療を受けることが大事ですし、頭痛が起こっても寝込まなくて済むような治療をしっかり受けないと慢性化してしまいます。10〜30代のうちにきちんと治療しておかないと、40〜50代以上になってさらに悪化する場合もあります」

　「片頭痛は、頭が痛いだけではなく心臓や脳の病気を起こすなど全身の病気に影響します。たばこを吸うピル服用の患者は脳梗塞の発症リスクが10倍に上がります。禁煙することや、高血圧など他の生活習慣病を治療することがとても重要です」

　「2021年に画期的な片頭痛予防薬3種類（ガルカネズマブ、エレヌマブ、フレマネズマブ）が登場しました。従来の予防薬の効果が弱い、あるいは使えない患者さんに使うことができます。片頭痛の治療や予防が大きく変わってきています。片頭痛で困っている方は一度、専門医を受診してはどうでしょうか」

原因薬物、すぐに中止を

痛み止めの飲み過ぎで慢性の頭痛になる「薬剤の使用過多による頭痛(薬物乱用頭痛)」に悩む人が意外に多いようです。市販の頭痛薬や鎮痛成分の入った市販の風邪薬でも起こる可能性があります。

―薬物乱用頭痛の患者は多いのですか。

「当院を受診される月に15日以上生活に支障を来すような頭痛で悩まされている患者さんの中に、薬物乱用頭痛が結構隠れています。特に、片側のこめかみから目のあたりが激しく痛む片頭痛の患者さんが薬物乱用頭痛になりやすいといわれています」

―なぜ起こるのですか。

「薬の過剰服用を引き金に、痛みに対する感受性が過敏になってしまうことが原因と考えられています」

―診断の基準は。

「頭痛は1カ月に15日以上あり、3カ月を超える薬物乱用があって、他の原因がない場合に薬物乱用頭痛と診断します」

―原因となる薬は。

「アセトアミノフェン、アスピリンや普通の鎮痛薬は15日以上、片頭痛治療薬のトリプタン系薬剤とエルゴタミン製剤、市販の頭痛治療薬や風邪薬、あるいは複数の痛み止めの内服は10日以上、3カ月を超えて内服していると薬物乱用頭痛になる可能性

があります」

「何日かまとめて服用し、その後、飲まなかった期間が長い場合は、薬物乱用頭痛を引き起こす可能性はかなり低いです」

―薬物乱用頭痛の起こり方には特徴がありますか。

「一日の中でも、パターンの変化がしばしば見られます。片頭痛のような特徴が出たり、後頭部を中心に頭の両側に締め付けられるような重い感じの痛みがある緊張型頭痛の特徴が出たりします。また、薬物乱用頭痛は、早朝や明け方に強いことが多いようです」

―治療法は。

「治療は、（１）原因薬物の中止（２）薬物中止後に起こる頭痛

薬剤の使用過多による頭痛(薬物乱用頭痛)の診断基準

A 以前から頭痛疾患がある患者で、頭痛は1カ月に15日以上存在する

B 1種類以上の急性期または対症的頭痛治療薬を3カ月を超えて定期的に乱用している(薬によって期間は異なる)

(1) 3カ月を超えて、1カ月に10日以上、定期的に1つ以上のトリプタン、1つ以上のオピオイド、または1つ以上の複合鎮痛薬、単一では乱用には該当しない複数の薬剤を摂取している

(2) 3カ月を超えて、1カ月に15日以上定期的にアセトアミノフェン、アセチルサリチル酸、1つ以上の非ステロイド性抗炎症薬を摂取している

C ほかに最適なＩＣＨＤ-3(国際頭痛分類第3版)の診断がない

への対応（3）予防薬の投与一です。まず原因になった薬を中止することが最も重要です。次第に減らすよりも、すぐに中止する方が良好といわれます。外来で一度に中止できない場合は、入院もよいでしょう」

「薬物中止後に起こる頭痛への対応では、他の頓服薬に変更し、薬物乱用頭痛を来す量にならないように抑えますし、基礎にある頭痛の予防薬も併用します」

―予防薬とは。

「抗うつ薬、抗てんかん薬、β遮断薬、カルシウム拮抗薬などがあります。効果が十分でない、あるいは副作用や他の併存疾患でこれらの薬剤が使えない場合は、新薬のガルカネズマブ、エレヌマブ、フレマネズマブを用います。主治医とよく相談してください。ただし乱用している痛み止めや片頭痛治療薬を続けている間は、予防薬の効果はほとんどありません」

―日常的な注意は。

「誰でも薬物乱用頭痛に陥る可能性があるので、日頃から注意しましょう。頭痛が来そうだからといって鎮痛薬を予防として内服しないでください。効果のある頓服薬と予防薬を併用して、基礎にある頭痛を治療することが重要です。特に片頭痛の人は、頭痛以外の病気などで痛み止めを使い過ぎても、薬物乱用頭痛を起こしやすいので注意が必要です」

脳脊髄液漏出症

体への強い衝撃で発症

　交通事故やスポーツによる外傷、あるいは明らかな原因がない頭痛やめまいなど、さまざまな症状が起きる「脳脊髄液漏出症」という病気があります。

―脳脊髄液漏出症とはどのような病気ですか。

　「体への強い衝撃など何らかの原因で脳や脊髄を覆っている硬膜に穴が開き脳脊髄液が漏れ出すと、脳脊髄液が減少したり、脳脊髄液の圧が下がります。このため、頭痛、めまい、ふらつき、首の痛み、不眠などさまざまな症状が起きます」

　「交通事故やスポーツ時の衝撃、さらには大きなしりもちをついて発症する人もいます。『脳脊髄液減少症』などと呼ばれていましたが、確立された診断基準や治療法がなかったため、国の研究班が2011年に診断基準を作りました」

―症状にはどのような特徴がありますか。

　「（1）突然発症する（2）最初は軽い痛みで我慢できるが、無理をしているうちに気が付くと出勤や登校ができないほど悪化する（3）朝起きたときは頭

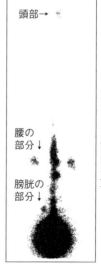

典型的な脳脊髄液漏出症の脳槽シンチグラフィーの画像。放射性同位元素（RI）が脊髄から漏れ出し、腰や膀胱（下の部分）にたまっている（橋本洋一郎医師提供）

頭部→

腰の部分↓

膀胱の部分↓

痛がないか軽いが、15〜20分程度立つと起こる。横になって1〜2時間すると軽くなる（4）鎮痛薬が効かない―などがあります」

「発症の初期は、はっきりと頭痛を訴えるのが特徴です。この際は、目や耳が頭の中から引っ張り込まれる、目や耳が外から押さえられる、頭全体を締め付けられる、このような痛みがします。発症から日数がたつと、ふらつき、めまい、耳鳴りなどが主症状に変わります」

「職場や学校で怠けていると誤解されやすい病気の一つです。症状が次第に変化して、病院をいくつも受診したり、慢性疲労症候群や首の捻挫、うつなど、別の病気と診断されたりして、治療が遅れる場合もあります」

―診断の方法は。

「頭部や脊椎のMRI（磁気共鳴画像装置）や、腰椎から造影剤を入れて調べるRI脳槽シンチグラフィーなどを使います。関連学会の画像診断基準に基づいて調べます」

―治療法はありますか。

「まずは安静と点滴を行います。これで急速に治っていく患者さんも多いですが、効果がない場合は、ブラッドパッチが行われます。ブラッドパッチとは、損傷した硬膜の外側に自分の血液を入れ、髄液が漏れている部分をふさいで固める治療で、『硬膜外自家血注入』という方法です。2012年に先進医療として認められました。2016年4月から健康保険適応となりました」

―受診する際は、どの診療科がいいのでしょうか。

「可能性がある場合は、まず頭痛専門医を受診してください」

脳卒中の前触れ

顔・腕・言葉をチェックし早期受診

　日本人の死因の第4位を占める脳卒中。年間約12万人が亡くなり、寝たきりの原因としては最多です。早期受診が大切ですが、そのためには、発症の前触れを速やかに察知することが鍵となります。

―まず、脳卒中には、どのような種類がありますか。

　「脳卒中は、脳の血管に血栓（血の塊）が詰まって神経細胞が壊死する脳梗塞、脳の血管が破れる脳出血、くも膜下出血など、脳に起きる病気の総称です」

―脳卒中の発症リスクを高める要因は何ですか。

　「高血圧や糖尿病、脂質異常症、喫煙などで血管の内側に動脈硬化を引き起こし、血流が悪くなります。これらが重なるほど、脳卒中の危険性は高まります。生活習慣の乱れで、リスクが火山のマグマのようにどんどんたまっていって、発症するの

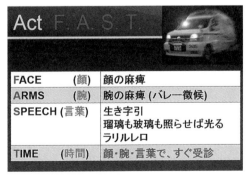

脳卒中の前触れに早く気付くために、米国が実施しているキャンペーン「Act FAST（アクト・ファースト）」。顔（Face）、腕（Arms）、言葉（Speech）をチェックし、時間（Time）を無駄にせず、救急車を呼ぶよう行動する（Act）ことを指す。

Act F.A.S.T.		
FACE （顔）	顔の麻痺	
ARMS （腕）	腕の麻痺（バレー徴候）	
SPEECH（言葉）	生き字引 瑠璃も玻璃も照らせば光る ラリルレロ	
TIME （時間）	顔・腕・言葉で、すぐ受診	

137

です」

　「地震などの災害でも脳卒中が増えます。地震の被害や余震の多さから過度のストレスが加わり、避難所にいる方たちだけではなく、自宅から通院している患者さんでも血圧が上がっている方がいます。脳卒中、心筋梗塞、大動脈解離の増加の原因になると見られます」

　—どんな症状が現れたら、脳卒中が疑われますか。

　「症状としては、半身の脱力・しびれ、言葉や意識・視力の障害、めまい・ふらつき・歩行障害、激しい頭痛などが突然起こります」

　—具体的にはどんな点をチェックしたらいいですか。

　「キーワードは、顔、腕、言葉、そして時間です。自分自身や周囲の人が表情、腕の動き、言葉をチェックして、おかしいと思ったらすぐに病院を受診してください」

　「具体的には、（１）笑った顔に左右で差がある（２）手のひらを上に向けたまま両腕を水平に上げて目を閉じると、片方の腕が下がってしまう（バレー徴候）（３）『らりるれろ』や『生き字引』、ことわざの『瑠璃も玻璃も照らせば光る』といった言葉を復唱して、ろれつが回らない、あるいは正確にしゃべれない—。症状が急に起こって、この三つのうち一つがあれば、脳卒中の可能性が７割程度といわれています」

　—米国では「アクト・ファースト」と銘打ったキャンペーンがあるそうですね。

　「そうなんです。米国の『Act Fast』は、顔（Face）、腕（Arm）、言葉（Speech）をチェックし、どれか一つでも起きたら、時間（Time）を無駄にせず、救急車を呼ぶよう行動する（Act）というわけです」

一過性脳虚血発作

脳梗塞の発症を"警告"

　突然、体の片側が動かなくなり、言葉が出なくなったものの、しばらくしたら治まった…。こうした場合、症状が消えても油断は禁物です。本格的な脳梗塞が差し迫っていると"警告"する一過性脳虚血発作（TIA）の可能性が高いからです。

―どのような症状が一過性脳虚血発作と診断されますか。
　「一過性脳虚血発作は、決して軽い症状だと見過ごしてはならない危険な発作です。24時間以内に消失する脳または網膜の虚血による一過性の局所神経症状で、画像上の梗塞巣は認めません。片まひや発語障害（構音障害や失語）など、脳梗塞と同様の症状が短時間、通常は10分ほど続いて、自然に消失します」
　―なぜ発症するのですか。
　「頸動脈などの太い動脈にできた血栓（血の塊）の一部が剥がれると、脳の末梢血管に詰まります。一時的な血圧低下などで脳の血流が低下することもあります。心房細動などが原因で心臓内に血栓ができ、脳血管に詰まる場合もあります。こうした原因で一時的に脳に血液が流れなくなると、脳梗塞と同じように、手足や顔面の運動障害や感覚障害、言葉が話しづらいといった症状が出るのです」
　「片頭痛やてんかん、一過性全健忘、失神なども似た症状が出ますが、別の疾患ですので、適切な診断が必要です」

―なぜ症状がいったん消えるのでしょうか。

「血栓が小さくてすぐに溶けたり、一時的な血圧低下が回復したりすると、症状は消失します。しかし、症状が消えても、緊急性を要する危険な状態ですから、安易に『様子を見ましょう』とは言えないのです」

―引き続き脳梗塞が起きるリスクはどの程度ありますか。

「一過性脳虚血発作を起こすと3カ月以内に10〜20％が脳梗塞を発症し、その半数は48時間以内に起きています。一過性脳虚血発作が疑われたら、すぐに専門医を受診してください。24時間・365日対応できる救急医療体制の下で、迅速にMRI検査

一過性脳虚血発作(TIA)を評価する ABCD²スコア

•A (age) 年齢	60歳以上	1点
•B (blood pressure) 血圧 収縮期血圧140mmHg以上 または拡張期血圧 90mmHg以上		1点
•C (clinical features) 神経症状		
片側脱力、片側のまひ		2点
脱力を伴わない発語障害 (構音障害や失語など)		1点
その他		0点
•D (duration) ＴＩＡの継続時間		
60分以上		2点
10〜59分		1点
10分未満		0点
•D (diabetes) 糖尿病		1点

ＴＩＡ後2日以内の脳梗塞発症率

合計	0〜3点	1.0%
	4〜5点	4.1%
	6〜7点	8.1%

をして、入院治療を行うか判断することが重要です。入院の必要はないと診断された患者や、発症後7日が過ぎた患者でも、地域の専門病院・医院で評価を続けることが望まれます」

―速やかな対応が必要です。

「海外の研究では、初期の一過性脳虚血発作または軽症脳卒中を迅速に評価し、予防的治療を早期に開始することで、その後の脳卒中の発症リスクを80％以上減らせることが分かりました。また、24時間体制で一過性脳虚血発作を受け入れるシステムを構築したところ、発症後90日間の脳卒中発症率が予想された発症率の5分の1に低下しました」

―かかりつけ医の役割も大きくなりますね。一過性脳虚血発作の患者が脳梗塞発症を起こすリスクは、どう判断しますか。

「国内外で広く使われているABCD^{2}スコアで、一過性脳虚血発作が起きてから2日以内の脳梗塞発症リスクを評価できます。高齢で血圧が高い、症状が強く持続時間が長い、糖尿病があることなどを点数化し、7点満点で4点以上は高リスクです」

「一過性脳虚血発作と脳梗塞は連続的に起こりますから、これらを包括する概念として、急性脳血管症候群（ACVS）が提唱されています。一過性脳虚血発作を救急疾患として捉え、早期診断・治療につなげるためです」

脳卒中と認知症の発症

脳血管障害が原因の3〜4割

　認知症の原因の3〜4割は脳卒中による脳血管障害が占めています。さらに高血圧や喫煙など脳卒中を引き起こす危険因子がアルツハイマー型認知症を発症させる可能性もあり、脳卒中の予防が認知症予防につながることが分かってきました。

—急性期脳卒中の治療に30年以上、携わっていますね。

　「脳卒中を繰り返して寝たきり、あるいは認知症になる患者さんが数多くいらっしゃいます。認知症の方も多数診療していますが、認知症も生活習慣病として捉えることができます」

　—まず、認知症の主な原因疾患を教えてください。

　「さまざまな原因で脳が障害された結果、認知症は起こります。主な原因疾患は、脳血管障害、神経変性疾患、その他です」

　「神経変性疾患による認知症は、アルツハイマー型と非アルツハイマー型に分類されます。最も患者さんが多いのはアルツハイマー型認知症で、認知症の原因として65歳以上では43％、65歳未満では25％程度。次いで脳血管障害による脳血管性認知症が多く、65歳以上で30％、65歳未満で40％程度です」

　—アルツハイマー型認知症の特徴は何ですか。

　「より高齢の女性に多く、緩やかに発症し進行していきます。自覚症状はなく、新しいことを覚えられないなど認知機能は全般的に障害されます。徘徊もまれではありません」

　―脳血管性認知症の特徴は。

　「やや男性に多く、段階的に進行します。頭痛やめまい、不眠などの自覚症状を伴い、認知機能はまだら状に障害されます」

　―「その他」の原因とは。

　「その他の原因には、治療できる内科疾患や脳外科疾患が数多く含まれます。それらを見逃さないことが非常に重要です」

　―では、脳卒中と認知症の関係はいかがでしょう。

　「これまでの研究からさまざまな成果が上がっています。脳卒中を引き起こす5大リスクとして、高血圧、糖尿病、脂質異常症、喫煙、心房細動があります。これらを治療して脳卒中の

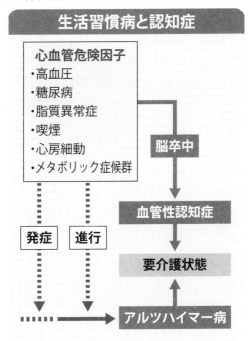

生活習慣病と認知症

発症を抑制すれば、まず脳血管障害による血管性認知症の発症抑制につながります」

——アルツハイマー型認知症も予防できますか。

「血管性認知症と同様に、5大リスクの治療で予防できる可能性が出てきました。カルシウム拮抗薬で血圧を下げるヨーロッパの研究では、認知症の発症を55%抑制できました。その多くはアルツハイマー型だったため、とても驚きました。他にも国内外の研究で糖尿病や心房細動がアルツハイマー型認知症のリスクになるという報告が出てきています」

——喫煙との関係は。

「私が医師になった1981年当時は、たばこを吸うとアルツハイマー病が予防できるといわれていましたが、全くの誤りでした。1998年のロッテルダム研究で喫煙者は吸わない人の2倍、アルツハイマー病あるいは認知症が増加すると報告され、それまでの通説が覆されたのです。以後、喫煙者ではアルツハイマー病が増加するという報告が圧倒的に多いようです」

——自分で実行できる予防は。

「外来で患者さんから健康のために何が必要か聞かれたら、『禁煙・減塩・減量（適正体重の維持）・節酒』とお話しします。特に禁煙は最優先で、減塩や減量よりも比較的容易にできると思います。『脳卒中の予防は、実は認知症の予防になりますよ』と言うと、患者さんの顔つきが一瞬変わるんです」

脳卒中発症直後の治療

血栓溶解療法が有効

　脳の血管に血栓が詰まって起こる脳梗塞の治療に有効なのが、「rt-PA」という薬剤を点滴で投与する血栓溶解療法です。日本では2005年に認可され、効果を上げていますが、発症後の速やかな受診が成否を分ける鍵となります。

　—脳卒中は早期受診が決め手です。

　「脳卒中を発症したら、まさに時間との闘いです。特に脳梗塞では、発症後4時間半以内であれば、点滴で血栓を溶かす『rt-PA（アルテプラーゼ）静注療法』を実施できます。早期に受診してもらえば、投与できる患者さんが増え、劇的に症状が改善する方が増えます。もちろん検査の時間が必要なため、発症から3時間半以内には専門病院に到着した方がいいでしょう」

　「その後、血栓ができにくくする薬を毎日飲み続け、再発を予防します」

　「くも膜下出血では、脳動脈瘤の開頭クリッピング手術や血管内コイル塞栓術で対応できます。やはり早期受診が決め手です」

　—脳梗塞の発症直後に使う「rt-PA」とはどんな薬ですか。

　「rt-PAは、アルテプラーゼ（組織プラスミノーゲン活性化因子）という薬剤で、2005年に虚血性脳血管障害への適応拡大が認められました。脳組織が死んでしまう前に、血管の詰まった部分を薬で溶かして再び開通させるという劇的な方法です」

　—治療の対象となる条件はありますか。

145

「発症からわずか4時間半以内に治療を始めないといけません。患者さんが病院に到着してから、診察、画像検査、rt-PAを使えるかどうか判断して治療開始まで1時間はかかります。発症から3時間半以内に病院に到着することが必要です。まさに時間との闘いです」

　「もちろん全てrt-PAで対応できるわけではなく、脳出血などの患者さんには使えませんし、過去に一度でも脳出血を起こしたことがある脳梗塞患者にも使えません」

　「大きな脳の血管が詰まった場合にはrt-PA静注療法のみでは血栓を溶かすことができない場合があり、カテーテルを使って、その血栓を回収する治療（機械的血栓回収療法）が2015年から積極的に行われるようになりました。脳血管内治療専門医が少ないため、できない施設から可能な施設へ搬送されることも多々あります。発症から原則6時間以内が適応となりますが、条件を満たせば発症から24時間以内で治療を行うこともあります」

　―済生会熊本病院の実績を教えてください。

　「当院では2022年に615人の脳梗塞患者さんが入院し、rt-PA静注療法43人、機械的血栓回収療法74人でした。両者を続けて行うこともあり、この二つの再灌流療法を受けた患者さんは94人でした。以前であれば寝たきりになるような患者さんを歩いて自宅に返せるような時代になってきています。ただし時間との闘いですので、早期受診が一番重要です」

　―安全性はいかがでしょうか。

　「rt-PAの投与では頭蓋内出血が増加しますが、投与群と非投与群で死亡率に差がなく、投与群では歩いて帰ることができる患者が増加するといわれています」

—どこでもrt-PAに対応していますか。熊本県では何カ所ほどありますか。

「投与には厳密な条件をクリアする必要があり、日本脳卒中学会が設けた一定の施設基準を満たした専門病院が実施しています。例えば、CTまたはMRI検査が24時間実施でき、集中治療のための十分な人員と設備があるなどの条件です」

「熊本県は第7次熊本県保健医療計画(2018年度から2023年度まで)で、脳卒中の発症直後に対応する脳卒中急性期医療機関として各医療圏域ごとに計17施設を位置付けています。また、患者のリハビリを担う脳卒中回復期医療機関は同じく計84施設があります」

「日本脳卒中学会は、24時間365日rt-PA静注療法が行える一次脳卒中センター13施設、その中から機械的血栓回収療法が行える一次脳卒中センターのコア施設3施設(熊本大学病院、済生会熊本病院、熊本赤十字病院)を認定しています」

脳卒中の治療

各種薬剤や手術で対応

日本脳卒中学会は6年ぶりに改訂した「脳卒中治療ガイドライン2021」で推奨する治療法を紹介しています。橋本洋一郎医師は検討委員を務めました。

—脳卒中の基本的な治療法を教えてください。
「脳卒中は大別して、脳の血管に血栓(血の塊)が詰まって神

経細胞が壊死する脳梗塞、脳の血管が破れる脳出血、くも膜下出血などがあります」

「脳梗塞には、脳の血管に血栓ができて起きる場合と、心房細動などで心臓の中にできた血栓が脳血管に流れてきて起きる場合があります。脳梗塞の発症直後には、血栓を溶かすrt-PA静注療法や、機械的血栓回収療法で対応します。そして、脳血管自体の血栓の場合は『抗血小板薬』を飲みます。従来はアスピリンでしたが、『シロスタゾール』という薬の方が、再発が少ないという結果が出て推奨度が上がりました。また、『クロピドグレル』や『プラスグレル』という違う系統の抗血小板薬もあり、患者さんの病態に応じて選択します。急性期には2剤併用も最近では行われるようになっています」

「心臓の血栓が脳に流れた場合は『抗凝固薬』を使います。2011年から4種類の新薬(直接作用型経口抗凝固薬のダビガトラン、リバーロキサバン、アピキサバン、エドキサバン)が登場し、広く使われてきたワルファリンと同等以上の予防効果、頭蓋内出血半減という結果が出ており、指針は新薬を推奨しています。ただし、出血による死亡例もあり、医師の処方量を厳守しなくてはいけません。新薬は半減期が短いので、飲み忘れると再発が起こりやすくなるため、飲み忘れないようにすることが肝要です」

—脳出血の場合はどのように治療しますか。

「発症直後はできるだけ早期に収縮期血圧を140mmHg未満に下げる治療を推奨しています。出血が多ければ開頭手術ですが、体への負担が大きいため、指針では出血が少ない場合は手術しないよう勧めています」

　――くも膜下出血の場合は。

　「主な治療は、脳動脈瘤を金属クリップで挟む『開頭クリッピング手術』と、足の付け根などの血管から細い管（カテーテル）を挿入してコイルで瘤をふさぐ『血管内コイル塞栓術』で対応できます。どちらを選ぶかは、患者と脳動脈瘤の所見から総合的に判断して決定します」

　「未破裂の脳動脈瘤は、直径５ミリ以上の場合は破裂の危険性が高いため治療を推奨。５ミリ未満でも、頭痛や物が二重に見えるなどの症状がある、破れやすい位置にある、瘤に突起があるなどの場合は治療を検討すべきとされています」

　――発症した後のリハビリはいかがでしょうか。

　「発症直後から訓練の量や頻度を増やして筋力を維持し、まひが軽い場合はまひした側の手を積極的に使うことが強く勧められています。手足の筋肉のこわばりを和らげる『ボツリヌス毒素』の注射も推奨されています」

　「治療指針はあくまで目安です。脳卒中の対策はまず予防。禁煙、血圧の管理、適正な体重の維持などをぜひ実践してください」

脳卒中の予防

運動、食事、しっかり禁煙、最後に薬

　脳卒中を予防するためには生活習慣の見直しが大切です。特に、運動、食事、禁煙、薬がポイントとなります。

　――まず運動について教えてください。

「運動量が少ない人は脳卒中の発症リスクが高いです。米国の報告によると、1週間のうちほとんど運動しない人は、汗をかくレベルの運動を4回以上する人と比べ、脳卒中のリスクが20％高くなります」

「手始めに歩くことをお勧めします。1日30分以上、できれば1時間、息がはずむ程度の速さです。1日の目標は、成人は男性が9200歩、女性が8300歩、高齢者ではそれぞれ3割ほど少なめでもいいでしょう」

「体力に合った適度な運動は生活習慣病の改善に役立ち、脳卒中の予防につながります。持病のある人は必ず医師と相談してください」

―塩分の取り過ぎは脳卒中の原因となりますね。

「食塩摂取量が多いほど脳卒中による死亡の危険性は高まり、高血圧も引き起こします。薄味を心掛け、酢、レモン、こしょ

脳卒中予防十か条（日本脳卒中協会）	
1 高 血 圧	手始めに 高血圧から 治しましょう
2 糖 尿 病	糖尿病 放っておいたら 悔い残る
3 心 房 細 動	不整脈 見つかり次第 すぐ受診
4 禁 煙	予防には タバコを止める 意思を持て
5 飲 酒	アルコール 控えめは薬 過ぎれば毒
6 脂質異常症	高すぎる コレステロールも 見逃すな
7 塩 分 制 限	お食事の 塩分・脂肪 控えめに
8 運 動	体力に 合った運動 続けよう
9 適正体重維持	万病の 引き金になる 太りすぎ
10 万が一の場合	脳卒中 起きたらすぐに 病院へ

う、山椒などで味付けをしましょう」

「外食のときや加工食品を買う際は、栄養成分表示に気を付けてください。塩分がナトリウムで表示されている場合は2.54を掛けると、食塩相当量になります。10倍して4で割った値ですね。1日の望ましい食塩摂取量は男性7.5グラム未満、女性6.5グラム未満、高血圧の人は6グラム未満ですが、取り過ぎの人が多いのが現状です」

―お酒はどうでしょうか。

「アルコールは『控えめは薬、過ぎれば毒』です。適度な量でしたらストレス解消だけでなく、動脈硬化を抑制し、心臓病や脳卒中による死亡を減らします。しかし、飲酒量が増えるほど脳出血のリスクは増加し、高血圧を合併するとさらに著しく高まります」

―1日の飲酒量の目安はどれぐらいですか。

「ビールなら中瓶1本(500ミリリットル)、日本酒なら1合までに抑えましょう」

―禁煙の効果はいかがでしょうか。

「脳卒中の予防として血圧管理の次に最も効果があるのが禁煙です。喫煙で発症リスクは脳梗塞が2倍、くも膜下出血は3倍と増加します」

「禁煙して10年たてば、脳卒中を発症するリスクは吸わない人と同程度になり、短期間で確実な効果が得られます。禁煙は期日を決めて一気に実行してください。軽いたばこや加熱式たばこに変えたり、徐々に減らしたりせず、完全禁煙です。禁煙治療は保険診療で受けられます」

―ふだん気を付けることをおさらいすると。

「『1に運動、2に食事、しっかり禁煙、最後に薬』と覚えましょう。そして『お薬は勝手にやめずに相談を』です」

「女性は男性よりも動脈硬化がゆっくり進行し、高齢になって脳卒中を発症しやすいため、注意してください。生活習慣病がある方も日常生活を見直して健康な毎日を送っていただきたいです」

脳卒中の予防と水分摂取

飲み過ぎは心不全を誘発

高齢者が寝たきりになる最大の原因となっている脳卒中。リスクのある患者には、発症のきっかけを避けるため、日常生活の心掛けが重要です。

―脳卒中が発症するきっかけは何ですか。

「まず脱水や心不全、血圧の上昇、寒さ、感染症、入浴、運動などが誘因となります」

―発症しやすい時間帯がありますか。

「脳の血管が詰まって血流が止まり、神経細胞が壊死する脳梗塞は、起床時に発症していることが多いですね。脳梗塞を発症して来院する患者さんの多くは脱水になっています。脱水で血液が固まりやすくなるのです」

「かつては夜間の脱水、低血圧、脈拍が少ない徐脈などで脳の血流が低下し、血液が固まりやすくなるため発症するとされていました。しかし、近年は夜間に血圧が低下する人よりも低

下しない人の方が、発症が多いようです。早朝、起床前後に一時的に血圧が上がるモーニング・サージが発症に関与しているといわれています」

　　―水分を多く取れば脳卒中を予防できますか。

　「実は、寝る前に水を大量に飲めば脳卒中を予防できるという医学的根拠はありません。飲み過ぎると、夜間に何度も起きて排尿する回数が増え、転倒や骨折をしたり睡眠不足に陥ったりする場合もあります」

　「わが国では、脳卒中予防のために睡眠前の水分摂取が強調され過ぎているきらいがありますね。脳卒中患者だけでなく、脳卒中ではない高齢者にも、寝る前に水をたくさん飲むように積極的に指導されてきました」

　「しかし、水の飲み過ぎは心不全を誘発して心原性脳塞栓症が発症するきっかけになり得ます。心原性脳塞栓症は、不整脈が原因で心臓内に血栓ができ、脳に流れ込む最も重症な脳卒中です」

　　―では、適量はどれほどでしょうか。夏場には熱中症も気になります。

　「通常、1日に体重1キロあたり25～30ミリリットル程度（1日1500～2500ミリリットル程度）の水分補給が必要です。若い人であれば、のどが渇いたら飲むということでよいと思いますが、年を取ると渇きを感じにくくなるので注意してください。尿量が少なく、尿の色が濃い場合は飲水不足と考えてもよいと思います」

　「脱水は脳卒中の原因ではなくて誘因です。予防には禁煙、減塩、そして適正体重を維持することが最も必要です。これらをせずに、寝る前に大量に水を飲んでも意味がないでしょう」

脳梗塞の再発予防

薬は毎日飲み続けて

　脳梗塞の発症後、治療を受けて回復しても、残念ながら再発してしまう人が少なくありません。また、血栓ができにくくなる薬を毎日飲み続ける必要があります。再発を予防するポイントは何でしょうか。

―脳梗塞を再発する人はどのくらいいますか。

「脳梗塞を一度起こした患者さんは再発しやすく、発症後1年で10％、5年で35％、10年で50％が再発するといわれています。特に心房細動によって心臓内に血栓（血の塊）ができて起きる心原性脳塞栓症は、10年で75％と脳梗塞の中では一番再発率が高いです」

―再発防止のために心掛けることは何ですか。

「それは、（1）脳卒中の危険因子をコントロールする（2）再発予防の薬を飲み続ける（3）定期的に検査を受ける―ことです。脳梗塞を一度起こした人は、起こす下地となる生活習慣や病気、つまり危険因子があるため、再発しやすいのです。再発すると、後遺症が重くなったり新たな後遺症が加わったりしますから、再発予防はとても大切です」

―危険因子のコントロールとは具体的に。

「生活習慣を改善して、禁煙と減塩を実践しましょう。お酒は適量を守ってください。食事療法や運動療法によって適正な体重を維持してください。脳梗塞の原因となる高血圧、糖尿病、

脂質異常症、心房細動、喫煙(ニコチン依存症)などはしっかり治療します」

—薬を続けないといけないのですね。

「再発した人の4割がきちんと再発予防の薬を飲んでいなかったというデータを前任の熊本市民病院で出したことがあります。予防の薬は、薬が効いているのに、その実感があまりないため、飲まなくても同じと誤解したり、副作用を心配したりして、薬をやめてしまう人がいるようです。薬は飲み忘れず、毎日続けましょう。主治医の指示に従って正しく服用してください」

「脳の細い血管が詰まるラクナ梗塞や、脳や首の太い血管が動脈硬化になり血栓が詰まるアテローム血栓性脳梗塞には抗血小板薬、心原性脳塞栓症には抗凝固薬を使います」

—定期的な検査は。

脳卒中克服十か条

1	生活習慣	自己管理　防ぐあなたの　脳卒中
2	学　ぶ	知る学ぶ　再発防ぐ　道しるべ
3	服　薬	やめないで　あなたを守る　その薬
4	かかりつけ医	迷ったら　すぐに相談　かかりつけ
5	肺　炎	侮るな　肺炎あなたの　命取り
6	リハビリ	リハビリの　コツはコツコツ　根気よく
7	社会参加	社会との　絆忘れず　外に出て
8	後遺症	支えあい　克服しよう　後遺症
9	社会福祉制度	一人じゃない　福祉制度の　活用を
10	再発時対応	再発か？　迷わずすぐに　救急車

(日本脳卒中協会)

「健康診断で血圧やコレステロール、中性脂肪、血糖値、HbA1c（ヘモグロビン・エーワンシー）などをチェックしましょう。年1回は専門医を受診して、必要に応じてCT、MRI、MRA、超音波検査などで脳や首の動脈、心臓などを診てもらいましょう。動脈硬化の進行や新たな脳梗塞の兆候などを調べます」

—再発防止のポイントをまとめた「脳卒中克服十か条」がありますね。

「日本脳卒中協会に提案し、全国に公募して、2012年に作りました。生活習慣の改善や服薬、リハビリなどの注意点を盛り込んでいます。ぜひ活用してください」

脳卒中と循環器病克服5カ年計画

死亡率5％低下めざす

日本脳卒中学会と日本循環器病学会は2016年12月、脳心血管病関連の19学会と協力して「脳卒中と循環器病克服5カ年計画」を策定しました。脳卒中と循環器病による死亡率を5年で5％低下させ、健康寿命を延ばすことが目標です。2021年3月に第二次5カ年計画を策定しました。計画策定の中心メンバーが橋本洋一郎医師です。

—計画策定の背景は何ですか。

「脳卒中と心臓病や大きな血管の病気である循環器病は、動脈硬化を基盤とした疾患で、克服すべき課題も共通しています。

高齢化に伴い、75歳以上の後期高齢者の人口が増大しています。健康上の問題なく日常生活を送れる健康寿命は、平均寿命より男性で9年、女性では12年も短く、人生の最後の10年前後を要介護状態で過ごさないといけない状況です。健康寿命と平均寿命の乖離をもたらす原因が脳卒中と循環器病なのです」

　―死因や医療費の面から見た脳卒中と循環器病の現状は。

「後期高齢者の死因の1位は脳卒中・循環器病で、がんよりも年間2万人も多く亡くなっています。脳卒中・循環器病の死亡年齢はがんよりも高く、入院患者数の将来推計も脳卒中・循環器病の方が、がんより高い割合で増えるとみられます。要介護状態になる原因の25%は脳卒中と心臓病が占めています。年々増加する医療費の20%は、脳卒中と循環器病に費やされ、がんの約1.5倍に上ります」

　―5カ年計画の概要は。

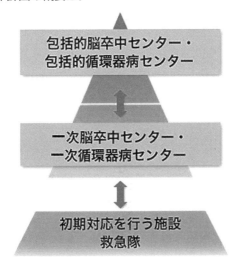

「５カ年計画では、脳卒中、心不全、血管病(急性心筋梗塞、急性大動脈解離、大動脈瘤破裂、末梢動脈疾患)を重要３疾患と位置付けました。これら脳卒中・循環器病による死亡率(年齢調整死亡率)を今後５年で５％低下させるとともに、健康寿命を延ばすことを大目標としました。計画は５年ごとに見直し、現在の第二次計画は2021年度から2025年度までの５カ年です」

—具体的な対策は。

「目標達成の戦略として、(１)人材育成(２)医療体制の充実(３)登録事業の促進(４)予防・国民への啓発(５)臨床・基礎研究の強化—を掲げました。最も重要で急務なのが医療体制の充実で、私が受け持ちました。急性期から慢性期、さらに在宅療養に至る患者の流れに沿った体制の整備を盛り込みました」

「例えば急性期の場合、脳卒中では発症から4.5時間以内に、血栓を溶かすアルテプラーゼ静注療法(rt-PA治療)の開始を可能とする体制を構築し、rt-PA治療の実施率を現状のほぼ２倍の10％を実現します。循環器病では、救急隊員の発症現場到着から2.5時間以内に冠動脈再開通療法を完了させることが常時可能な体制を構築します」

「患者さんの病態に応じて対応できるように、一次脳卒中センター、一次循環器病センター、包括的脳卒中センター、包括的循環器病センターの整備とともに、急性期の治療からリハビリ、在宅に至るまで切れ目のない医療介護を受けられる体制を目指します」

—計画の実現に必要なことは何でしょうか。

「計画実現には行政と医療者の協力が欠かせません。また、医療連携、医療・介護連携、さらに多職種連携によって、脳卒

中・循環器病の医療が全国どこでも等しく受けられるよう、均てん化の推進が必要です」

―第一次５カ年計画の成果はいかがでしょうか。

「2020年の年齢調整死亡率は、脳血管疾患が2015年と比較して男性19.1％、女性22.3％減少し、心疾患は男性6.6％、女性14.3％減少しており、目標であった５年間で５％の減少を達成しました。2016年の平均寿命と健康寿命の乖離は男性8.84年、女性12.34年で、2019年では平均寿命とともに健康寿命も延伸し、乖離は男性8.73年、女性12.07年でやや短縮しました」

脳卒中・循環器病対策基本法

搬送と治療、体制整備へ

　脳卒中や心筋梗塞などの循環器病の予防推進と、迅速かつ適切な治療体制の整備を進める「脳卒中・循環器病対策基本法」が2018年12月に国会で成立し、2019年12月に施行されました。10年以上にわたり法制化に向けて活動してきた日本脳卒中学会の橋本洋一郎理事に同法の概要を聞きました。

―まず、法制化された背景から教えてください。

「最初にがん対策についてお話ししておきましょう。2006年に立法化された『がん対策基本法』では、国の役割と責任が明確化され、国指定、県指定のがん診療拠点病院ができ、がん対策は非常に前進しました。国の基準をクリアしないと、がん拠

点病院から外されるなど、医療の質の担保を要求されるように
なりました」

「また、がんの発症登録が制度化され、原則として個人情報
保護法に優先して患者さんの情報が得られるようになり、治療
後の追跡がやりやすくなりました」

　—がんに比べ脳卒中や心臓病に対する政策はどうだったのですか。

「例えば、脳卒中に対応できる医療者は少なく、発症直後に
救急隊や家族、かかりつけ医がどこに搬送したらいいか、地域
によっては仕組みが整っていませんでした。全国どこでも標準
的な医療が受けられる『均てん化』ができていなかったのです。
予防や発症時の対応、急性期の治療、リハビリ、介護など、や
るべきことは決まっていますが、均てん化ができていないとい
う問題があったわけです」

「実は不思議に思われるかもしれませんが、国内で年間どれ
だけの人が脳卒中を発症しているか、データ収集が非常に難し
く、正確にはつかめていませんでした。全国を調査し悉皆性の
あるデータの収集が可能になると、対策を具体化しやすくなり
ます」

　—では、基本法の基本理念を教えてください。

「心臓病と脳卒中は、日本人の死因としては、がんに次いで
上位を占め、介護が必要な患者の主な増加原因になっています。
基本法は、基本理念として、生活習慣の改善などで循環器病の
予防を推進するとともに、患者に対して迅速な搬送と適切な治
療ができる医療体制を、地域にかかわらず整備するよう求めて
います」

　—基本法の概要はどのような内容ですか。

160

　「政府に脳卒中や循環器病に関する施策と具体的な目標、達成時期などを盛り込んだ『循環器病対策推進基本計画』の策定を義務付け、対策の効果への評価を踏まえて少なくとも6年ごとに見直します。計画策定に当たって政府は患者、救急、保健、医療、福祉などの関係者で構成する対策推進協議会を設置し、意見を聞きます」

　—都道府県に対しては何を求めていますか。

　「政府と同様に、『循環器病対策推進計画』の策定を義務付けています。また、対策推進協議会を設置するよう努力義務を課し、意見を聞くよう求めています」

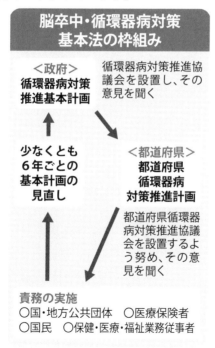

脳卒中・循環器病対策
基本法の枠組み

＜政府＞
循環器病対策
推進基本計画

循環器病対策推進協議会を設置し、その意見を聞く

少なくとも
6年ごとの
基本計画の
見直し

＜都道府県＞
都道府県
循環器病
対策推進計画

都道府県循環器病対策推進協議会を設置するよう努め、その意見を聞く

責務の実施
○国・地方公共団体　○医療保険者
○国民　○保健・医療・福祉業務従事者

161

——医療保険者に対してはいかがですか。

　「国や自治体が行う循環器病予防の啓発、普及などの施策に協力するよう求めています」

　——基本的な施策の内容は。

　「予防の推進、発症疑い者の搬送・迅速な受け入れ体制の整備、専門的な医療機関の整備、患者の生活の質の維持向上、消防・医療の連携協力体制の整備などを盛り込んでいます。予防や診断、治療法の開発に役立てるため、国立循環器病研究センターや関係学会が協力して全国から症例情報を集めるための体制整備も進められます」

　——熊本県の現状はどうですか。

　「基本法に基づいて、熊本県は県循環器病対策推進協議会を2021年5月に設置し、熊本県循環器病対策推進計画を2022年3月に策定しました」

　「熊本県では、脳血管疾患と虚血性心疾患の人口10万人当たりの年齢調整死亡率（高齢化などの影響を取り除いて算出した数値）は、それぞれ男女ともに全国平均を下回っています。発症予防・早期発見対策や医療提供体制の強化で、死亡率をさらに改善するよう目標を設定しています」

　——基本法に何を期待しますか。

　「基本法により個々の医師、病院が地域単位で行ってきた脳卒中や循環器病の診療体制の構築が、国家的な取り組みとして大きく加速することを期待します。悉皆性のあるデータの収集が可能となり、脳卒中医療の実態を把握した上での対策が立てやすくなります。それが国民の健康寿命を延ばし、医療費・介護費の抑制につながります」

脳卒中の診療体制

専門医の育成、適正配置が課題

　脳卒中の診療体制には専門医や専門施設の配置などで地域差が大きく、全国的な課題となっています。熊本や全国の現状はどうなのでしょうか。

―脳卒中の診療体制には、どんな課題がありますか。

　「脳卒中は寝たきりの原因の1位、認知症の原因では2位ですが、わが国の脳卒中急性期診療体制の構築は専門医や専門施設に一任されてきました。日本脳卒中学会は、点滴で血栓を溶かす『rt-PA（アルテプラーゼ）』が投与できる一次脳卒中センター（PSC）、血管内治療や高度の脳外科治療ができる包括的脳卒中センターを各地域で整備するよう取り組みを始めました。診療体制の地域差が大きいため、急性期診療の均てん化、すなわち全国どこでも標準的な治療が受けられる状況を目指しています」

　―熊本の体制は「熊本方式」といわれています。

　「熊本では1995年に『脳血管疾患の障害を考える会』をつくり、急性期病院とリハビリ病院の連携を深めてきました。地域連携パス（診療計画）を策定し共有して、急性期病院が発症直後の患者を治療し、リハビリ病院にバトンタッチして在宅復帰を目指す体制です」

　「2007年からは『熊本脳卒中地域連携ネットワーク（K-STREAM）』として、病院、施設が連携する体制をとっています。現在は急性期病院10、回復期病院41、療養型病院・施設40、ク

リニック42、老人保健施設19の計152施設が参加する体制になっています。熊本方式として全国的に注目を集めてきました」

—脳卒中医療に対応する人材や施設の現状は。

「熊本県内では、人口10万人当たりの専門医数や病床数を見ますと、脳神経内科の専門医は全国平均以上いています。しかしながら、脳神経外科と脳血管内治療の専門医、脳卒中集中治療室と特定集中治療室の病床は少ないのが現状です。脳血管内治療専門医は最近増加し20人で、対応できる医療機関も熊本市内の基幹病院にほぼ限られていましたが、地方でも可能な施設が出てきています」

「一方、リハビリに携わる県内の人的資源は豊富です。人口10万人当たりのリハビリ科専門医、理学療法士、作業療法士、言語聴覚士の数は、全国平均を大きく上回っています」

—人材の育成や適正配置など診療体制の整備が急務ですね。

「日本脳卒中学会と日本循環器学会が2016年、共同で策定した『脳卒中と循環器病克服5カ年計画』では、rt-PA治療実施率10％の実現を目標値に定めました。しかし、全国全てを調査する悉皆性のあるデータを集積することができず、実施率は十分に把握できていません」

「これまでは全ての医療圏や急性期患者を受け入れている救急病院に脳卒中専門医がいるわけではありませんでした。一次脳卒中センター（PSC）、包括的脳卒中センターを各地域に整備し、脳卒中を実際に診療している総合医、内科医や循環器内科の医師たちが積極的にrt-PAを投与できる環境整備が必要です。また、これからは遠隔での脳卒中診療など、ITの活用が鍵になるでしょう」

―体制の整備は進んでいますか。

「日本脳卒中学会は、一次脳卒中センターとして2022年度に960施設を認定し、全国で均てん化が進んでいます。この結果、脳梗塞の急性期患者が60分以内に血栓溶解療法を受けることができる地域の人口カバー率は99.0％です。また、『脳卒中発症直後の治療』（145〜147ページ）の項でも触れましたが、24時間365日機械的血栓回収療法が可能な一次脳卒中センターのコア施設として、熊本県では熊本大学病院、済生会熊本病院、熊本赤十字病院が委嘱されています。九州では1県に1施設しかない県も多く、熊本県は多い県です」

―熊本県内の一次脳卒中センターを教えてください。

「一次脳卒中センターは、脳卒中の発症直後に使われる薬剤で、脳の血管に詰まった血栓を点滴で溶かすrt-PAによる治療が24時間365日可能な施設として認定したものです。県内には、熊本市に6カ所、八代市2カ所、阿蘇市、荒尾市、人吉市、水俣市、天草市に各1カ所の計13施設があります」

―さらに一次脳卒中センターネットワークという体制もあるそうですね。

「単独では一次脳卒中センターの認定要件を満たすことが困難な複数施設がネットワークを組んで、脳卒中患者を24時間365日受け入れ、rt-PAを含めた治療が速やかに開始できる場合に認定されます。熊本県内では、熊本赤十字病院（熊本市）を責任施設として熊本再春医療センター（合志市）が参加するネットワークと、熊本医療センター（熊本市）を責任施設として山鹿中央病院（山鹿市）が参加するネットワークの二つがあります」

165

熊本県内の一次脳卒中センター	
国立病院機構熊本医療センター	熊本市中央区二の丸1-5
熊本大学病院	熊本市中央区本荘1-1-1
医療法人杉村会　杉村病院	熊本市中央区本荘3-7-18
熊本赤十字病院	熊本市東区長嶺南2-1-1
熊本市民病院	熊本市東区東町4-1-60
済生会熊本病院	熊本市南区近見5-3-1
阿蘇医療センター	阿蘇市黒川1266
荒尾市立有明医療センター	荒尾市荒尾2600
人吉医療センター	人吉市老神町35
国保水俣市立総合医療センター	水俣市天神町1-2-1
天草地域医療センター	天草市亀場町食場854-1
熊本労災病院	八代市竹原町1670
地域医療機能推進機構　熊本総合病院	八代市通町10-10

【一次脳卒中センターの認定基準】

下記の8項目を満たすことが求められる

❶地域医療機関や救急隊からの要請に対して、24時間365日脳卒中患者を受け入れ、急性期脳卒中診療担当医師が、患者搬入後可及的速やかに診療 (rt-PA静注療法を含む) を開始できる

❷頭部CTまたはMRI検査、一般血液検査と凝固学的検査、心電図検査が施行可能である

❸脳卒中ユニット (SU) ＝「多職種からなる専属の脳卒中チームが配属され、他疾患と明確に分離された脳卒中患者専用の病棟 (または病床)」＝を有する

❹脳卒中診療に従事する医師 (専従でなくてもよい、前期研修医を除く) が24時間365日体制で勤務している

❺脳卒中専門医1人以上の常勤医がいる

❻脳神経外科的処置が必要な場合、迅速に脳神経外科医が対応できる体制がある

❼機械的血栓回収療法が実施できることが望ましい

❽定期的な臨床指標取得による脳卒中医療の質をコントロールする

治療と仕事、両立に指針

企業に広め、退職防ごう

　がんや脳卒中などの患者が治療と仕事を両立できるよう支援する企業向けガイドライン（指針）を厚生労働省が設けています。働く意欲がある患者を支え、退職を防ぐのが目的で、普及が望まれています。橋本洋一郎医師は、指針の脳卒中作業部会委員を務めました。

　―指針の狙いを。

　「指針は、厚生労働省が患者の就労支援策として2016年に策定した『事業場における治療と職業生活の両立支援のためのガイドライン』です。労働者、事業者が利用できる支援制度や機関についても紹介しています。2022年3月に改訂されています」

　―指針は企業に対し、どのようなことが望ましいと示していますか。

　「指針では、働き手である患者の情報を医療機関と共有していくため、（1）企業側から主治医に業務内容を伝える文書（2）病状や就業上望ましい配慮を主治医が意見する文書―などのひな型を示し、これらの文書を用意するよう要請しています」

　「企業は仕事を続けられるかどうか判断し、働き続ける場合は、休暇や勤務時間について配慮する内容を決め、必要に応じて『両立支援プラン』を定めることが望ましいとしました」

　―企業が行うことは。

　「労働者と連絡を取って治療の経過や今後の見通しを確認し、復帰が可能と判断した場合は『職場復帰支援プラン』を策定す

ることが望ましいとしています」

　―具体的な配慮の例には、どんなものがありますか。

　「時間単位の有給休暇や、休業後の復帰に向けて勤務時間や日数を短くする『試し出勤』などを挙げています」

　―脳卒中患者の職場復帰の現状はいかがですか。

　「脳卒中などの脳血管疾患で継続的に治療を受けている患者は、厚労省調査で約118万人と推計され、このうち約14％の17万人が就労世代の20～64歳です」

　「脳卒中を発症した人は、発症から３～６カ月ごろと、１年

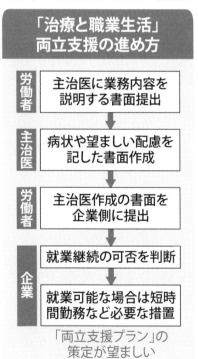

「治療と職業生活」
両立支援の進め方

労働者	主治医に業務内容を説明する書面提出
主治医	病状や望ましい配慮を記した書面作成
労働者	主治医作成の書面を企業側に提出
	就業継続の可否を判断
企業	就業可能な場合は短時間勤務など必要な措置

「両立支援プラン」の
策定が望ましい

【事業場における治療と仕事の両立支援のためのガイドライン】
　労働者本人を通じた企業側と主治医との情報のやりとりの進め方や、やりとりする際に利用すると便利な様式の例が示されています。企業が両立支援をする際の留意点や、両立支援がしやすくなるような休暇制度や勤務制度の整備など、望ましい取り組みについても紹介しています。

～1年6カ月ごろのタイミングで復職する場合が多く、最終的な復職率は50～60％といわれています」

「一般に脳卒中というと、手足のまひや言語障害などの大きな障害が残るというイメージがありますが、就労世代などの若い患者は、約7割がほぼ介助を必要としない状態まで回復でき、職場復帰が可能な場合も少なくないのです」

—脳卒中患者の両立支援に当たって留意すべきことは何ですか。

「脳卒中では病状が安定した後でも、再発予防のために継続した服薬や定期的な通院が必要です。継続した服薬や通院が必要である場合には、労働者は主治医に通院頻度や服薬回数、服薬に伴って出やすい副作用、その内容・程度について確認し、必要に応じてそれらの情報を企業へ提供することが望ましいです」

—障害や後遺症の特性に応じた配慮が必要になりますね。

「病状は落ち着いていても、障害が残ることがあります。障害の中には、記憶力や注意力の低下など一見して分かりづらい『高次脳機能障害』もあり、周囲の理解や協力が得られにくいこともあるため、配慮が必要です。一方、障害があっても、生活や仕事には支障のない状態もあります。ストレスは良くありませんが、過度に安静を保つのは、もっと良くありません」

「職場復帰後、患者が発症前の自分とのギャップに悩み、メンタルヘルスの不調に陥る場合があり、十分な注意や配慮が必要です」

橋本洋一郎さん／済生会熊本病院脳卒中センター特別顧問

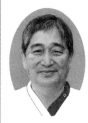

■はしもと・よういちろう

熊本市出身、鹿児島大学医学部卒。1993年から熊本市民病院、2014年に首席診療部長。2022年4月から現職。日本脳卒中学会、日本頭痛学会、日本禁煙学会などの理事、日本脳卒中協会県副支部長、くまもと禁煙推進フォーラム理事長を務める。熊本大学臨床教授、熊本保健科学大学客員教授。専門は脳卒中、頭痛、脳神経内科、不眠症。趣味は神社・仏閣・城や温泉巡りなど。座右の銘は「人の和」。「地道にコツコツ、イライラしない生活を心掛けています」

「動画で学ぶ脳卒中」

　日本脳卒中協会は、ホームページ内の「動画で学ぶ脳卒中」コーナーで、脳卒中の前触れ発作や予防法、脈の自己チェック、発症時の対応などについて紹介する動画を公開しています。1～3分間ほどでポイントを簡潔にまとめています。

てんかん

吐き気や恐怖感など多様な症状

てんかんは、発作を繰り返し起こす脳の病気です。100人に1人はかかるといわれ、決して珍しい病気ではありません。適切な診断と治療で発作を抑えられることを正しく理解する必要があります。てんかん治療の専門家、百崎謙医師(国立病院機構熊本再春医療センター小児科医長、日本てんかん学会専門医・指導医)に聞きました。

—てんかんとは何でしょうか。

「てんかんは、脳の活動が一時的に乱れ、意識障害やけいれんなどの発作を起こす慢性の脳疾患です。症状の程度はさまざまで、発作の頻度も個人差があります」

—患者数はどれぐらいですか。

「実は結構よくある病気で、患者は全国に約100万人、人口100人当たり1人程度と推定されています。子どもからお年寄りまでどの年代でも発症します。患者さんの7〜8割は適切な診断と服薬などで発作を抑えることができ、周囲の支えを得て通常の生活が送れます」

—発作のパターンは。

「いつも大きな発作が起きるわけではありません。手足がピクッと動く程度の小さなてんかん発作もあります」

「発作のタイプとして、部分発作と全般発作があります。部分発作は脳の一部分から興奮が広がるタイプで、てんかん発作

171

の7〜8割を占めていますが、かなり見逃されている可能性があります。全般発作は、脳全体が一気に興奮するタイプです」

—部分発作を具体的に教えてください。

「部分発作には、意識がしっかりした状態でわずかな異変を自覚する単純部分発作と、意識をなくしてボーっとする複雑部分発作があります。単純部分発作では毎回同じ症状が数分間続き突然終了します。意識を途中で失い複雑部分発作へ移行することもあります」

「複雑部分発作は、けいれんはありませんが、口をもぐもぐ

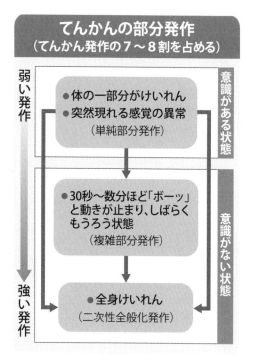

てんかんの部分発作
（てんかん発作の7〜8割を占める）

弱い発作 → 強い発作

意識がある状態
- ●体の一部がけいれん
- ●突然現れる感覚の異常
  （単純部分発作）

意識がない状態
- ●30秒〜数分ほど「ボーッ」と動きが止まり、しばらくもうろう状態
  （複雑部分発作）

- ●全身けいれん
  （二次性全般化発作）

させる自動症を伴ったり、発作後にもうろう状態となったりすることもあります。単純部分発作や複雑部分発作単独で終了することもあります。場合により全身けいれんを起こす強い発作へ移行します」

　—単純部分発作の「毎回同じ症状」とは、どんな症状ですか。

　「例えば、突然むかむかと吐き気がする、ゴムが焼ける臭いがする、昔の記憶が突然よみがえってきて１〜２分後に消える、体や手足の一部分がしびれる、景色がゆがむ、恐怖感、言葉が出ないなど、人によってさまざまです。うつや不安障害のように慢性的に持続するのではなく、突然生じて突然消えていくのが特徴です」

　—部分発作を見逃さないためには。

　「発作が始まる際に何か違和感に気付いていないか、ささいで奇妙な症状が短時間繰り返して出現していないかなど、本人や周囲の人にしつこく問診で確認を行います」

　—発作が起きて倒れる場合は。

　「倒れる発作は、前兆なく突然意識を失ってしまう発作です。最も典型的なものが、体が突っ張り、けいれんを起こす『強直間代発作』で、呼吸がしばしば停止します。数秒間、体が硬直し、しばしば転倒する『強直発作』、力が抜けて突然倒れる『脱力発作』もあります」

　「倒れない発作では、主に両腕が同時に一瞬ピクッとする『ミオクロニー発作』は通常意識がありますが、食事中に食器を落とすこともあります。突然ボーッとして動作が止まる『欠神発作』は数秒から十数秒で回復します。部分発作も全身けいれんに移行しない限りは倒れません」

危険物を避け、付き添う

　てんかんのある人は全国に約100万人と推定され、決し
てまれな病気ではありません。では、てんかんの発作が起
きた場合に、家族や周囲の人は、どのように対応したらい
いのでしょうか。

　—てんかんの発作が起きた場合に、家族や周囲の人が心がけるこ
とは何ですか。

　「発作を目の当たりにすると、誰でも気が動転してしまうか
もしれません。まず慌てず落ち着いて行動することが大切です。
症状が自然に治まるまで見守るのが基本です」

　—発作で倒れた場合には、どう対処したらいいですか。

　「体が突っ張って硬直したり、突然脱力したりする発作では、
転倒してしまいます。周囲に危険な物があれば、避けてゆっく
り寝かせます」

　「全身けいれんが起きた場合、通常1〜2分以内に治まり、
その後、10〜20分で意識が回復します。頭をぶつけないように
守り、熱い物やとがった物などを遠ざけるようにします。特に
食事のときには気を付けてください。発作を無理に止めようと
しても止まりません。また、水や飲み物を飲ませたり、口に物
を入れたりしないでください。かえって喉に詰まらせたり、嘔
吐を起こしたりします」

　—倒れない発作が起きた場合には。

　「声かけに反応せずボーッとした様子の場合には、やはり危険な物を遠ざけます。意識がもうろうとした状態となり、歩き回ることもありますが、無理に制止せず、そばに付き添って見守ってください」

　—発作が終わった後は。

　「呼吸しやすいように服のボタンを外したり、眼鏡を外したり、周囲の危険物を避け、安全な場所に移してください。横に向けて寝かせて、そばに付き添いましょう。発作が治まった後で吐くこともあるため、目を離さないようにしてください」

　—救急車は呼んだ方がいいのでしょうか。

てんかん発作時の対応

倒れた場合

突然のけぞり全身けいれん

↓

- 頭をぶつけないように守る
- 危険な物から遠ざける
- 自然に治まるまで見守るのが基本
- 治まったら横に向けてそばに付き添う

全身のけいれんが5分以上続いたり何度も繰り返すなら救急車の手配を

倒れない発作の場合

- 小さな症状から始まり、大きなけいれんに変わることも
- 意識を失った場合は危険な物から遠ざける
- もうろう状態となり歩き回っても無理に制止せず付き添う

まずは身近な医療機関へ

175

「発作にはその人それぞれのパターンがありますが、ほとんどの発作で救急車は不要です。通常は5分以内に自然に止まります。強い発作が5分以上続くなど、ふだん起きている発作より強く長い発作や、意識の回復が遅いとき、けがや高熱など病気のサインがあるときは、救急車を呼びましょう」

—日常生活で気を付けることは何ですか。

「むやみに行動を制限し過ぎる必要はなく、発作が止まっている場合は、学校生活でもプールなどを制限する必要はありません。薬の服用が最も大事ですので、くれぐれも飲み忘れがないようにお願いします」

—入浴中の発作が大変危険ですね。

「日本人は湯船に漬かる習慣がありますが、入浴中の発作は、患者さんの命に関わる場合が多く、十分な注意が必要です。ほっと一息をついたリラックスした状態は発作が起こりやすいのです。また、"子どもは静かに溺れる"ともいわれ、家族が一緒に入浴するなどして、特に目配りをしてください。発作を繰り返す人は、できれば湯船に漬からずシャワーを使う、発作が起きたらすぐに浴槽の栓を抜くといった対処が必要です」

—学校や職場などで発作への対応に理解を求めるには。

「発作が起きたときに、ふだん家族が穏やかに落ち着いて対応している様子を伝えてください。できればその様子をスマートフォンなどで動画に収めておいて、学校や職場で信頼できるキーパーソンの方に見せておくとよいでしょう。そうすれば対処する際の不安を和らげることができると思います」

てんかんの治療

毎日規則的に薬を服用

　　てんかんの治療法は薬物療法が中心です。多くの方は、処方された薬を毎日規則正しく飲むことで、発作が止まり、元の生活を取り戻せます。

　―てんかん治療の基本は。

　「てんかんの治療は、抗てんかん薬を毎日規則的に服用して発作を抑える薬物療法が基本です。8割の人は薬で発作を抑えることができます。部分発作、全般発作という発作のタイプ、年齢、副作用の出やすさを考えて、患者さんに合った薬を選びます」

　「薬は脳神経の電気的な興奮を抑えて、発作を起きにくくします。発作を防止するには、薬が常に一定量以上、血液の中に流れていることが必要です。3〜6カ月ごとに血液検査をして、副作用のチェックをします」

　―どんな副作用が出ますか。

　「治療を開始して最初の3カ月は副作用が出やすい時期です。飲み始めから2週間以内に出ることが多いのが、眠気、頭痛、めまい、物が二重に見える複視です。対策としては、薬を少量から始めます。薬の量を増やしたときに出る副作用として、ふらつき、めまい、複視があります。1回当たりの量を減らして服用回数を増やします」

　「体質による副作用もあり、発疹やアレルギーが出たら、早

めに医師に相談してください。白血球や血小板の減少、肝機能
障害などが起きることもあります。定期的な血液検査で対応で
きます」

—他の病気で飲んでいる薬がある場合に注意することは。

「風邪薬や抗アレルギー薬などに使われる抗ヒスタミン剤は
発作を誘発することがあります。抗生物質も種類によっては、
抗てんかん薬の血中濃度を変化させます。かかりつけ以外の医
療機関から薬をもらうときは十分注意してください」

—てんかんの薬を服用していても妊娠、出産できますか。

「通常は服薬しながらでも安全に出産できます。抗てんかん

てんかん治療薬の注意点

● 治療開始から３カ月は副作用が出やすい

副作用と対策	▼ 飲み始めに出る副作用 眠気、頭痛、めまい、複視(物が二重に見える) 　対策 ▶ 少量から開始する
	▼ 薬の量が増えると出る副作用 ふらつき、めまい、視界がぼやける、複視 　対策 ▶ １回量を減らす
	▼ 体質による副作用 発疹(アレルギー) 　対策 ▶ 早めに相談 白血球や血小板の減少、肝機能障害 　対策 ▶ 定期的な血液検査

● 併用薬にも注意!

風邪薬、抗アレルギー薬に含まれる抗ヒスタミン
剤は発作を誘発することがある。抗生物質の服用
で抗てんかん薬の血中濃度が変化する場合がある

※かかりつけ以外の医療機関から薬をもらうとき
　には十分注意する

薬には、胎児に影響を及ぼす可能性のある薬もありますが、葉酸を飲んだり、薬の量や種類を調整したりすることで心配を減らせます」

　―薬が効かない場合は。

　「適切な薬物治療でも発作が止められない難治性てんかんは、てんかん全体の1～2割ほどを占めます。難治性てんかんでは、MRI検査で病変の部位が分かる場合や、倒れる発作が頻繁に起こる場合には手術を検討します」

　「手術には、病変がある部位を切除する方法と、ペースメーカーのような装置を胸に植え込む方法（迷走神経刺激療法）があります。子どもの難治性てんかんでは高脂肪・低糖質食を取るケトン食療法という特別な治療もありますが、副作用や治療のコツがあるので自己流で行うのは危険です」

　―発作が治まれば、薬をやめてもいいのですか。

　「発作が長い間止まり、薬の中止が可能と判断したら、ゆっくりと薬を減らします。発作のタイプにもよりますが、発作が抑えられてから、子どもで2～3年、成人で5年以上してからの減量開始が目安です。減量中の車の運転は控えてください」

　「勝手に薬を減らしたり、やめたりするのは危険です。しかし、飲み忘れなく服薬を続けるのはとても大変なことです。不安なことは遠慮せず医師に相談してください。てんかんの治療では、発作を止めるだけでなく、安心して学校や職場で過ごせているかを確認することもとても大切です。てんかんに関する悩みで困っている人を見かけたら、てんかん協会などの相談窓口の利用もお勧めです」

百崎 謙さん／国立病院機構熊本再春医療センター小児科医長

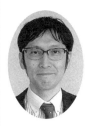

■ももさき・けん
田浦町出身、八代高校、熊大医学部卒。沖縄県立中部病院、鳥取大学脳神経小児科などを経て、熊大小児科入局。熊大病院小児在宅医療支援センター、くまもと芦北療育医療センター等を経て、2022年から現職。小児科学会・小児神経学会・てんかん学会の専門医。歌人の河野裕子と宮沢賢治を愛読。好きな言葉は「我包帯す、神癒し賜う」(16世紀の外科医アンブロワーズ・パレ)。「子どもに挽いてもらった豆で淹れたコーヒーがおいしいです」

【日本てんかん協会(波の会)熊本県支部】

公益社団法人日本てんかん協会は、てんかんに悩む人と家族をはじめ、医師、専門職、ボランティア、一般市民などで構成され、てんかんに関する正しい知識の普及や、患者・家族の相談活動などを続けています。2023年は、てんかんの患者・家族を支援する「てんかん(制圧)運動」が始まって50周年を迎え、記念の全国大会や募金活動などが実施されました。

熊本県支部は、専門職・市民向けの「てんかん学講座」(年1回)や、医師や専門職を交えた例会や勉強会、電話相談、患者・家族へ支援を求める請願の署名活動などを行っています。困り事や悩みを相談してはいかがでしょうか。

▽日本てんかん協会(波の会)熊本県支部
　熊本市北区龍田9-2-21
　社会福祉法人わくわく　ふれあいワーク内
　☎096-273-7144＝ファクスも

第5章
新型コロナウイルス

重症度下がり、対応を緩和

　世界的に大流行し、熊本県内でも猛威を振るった新型コロナウイルス感染症は、感染症法上の位置付けが2023年5月8日、季節性インフルエンザと同じ5類に引き下げられました。どのように対処していけばいいのでしょうか。熊本県医師会の感染症担当理事を務める水足秀一郎副会長と三渕浩理事の話をまとめました。まず、5類に移行した意義を聞きました。

―そもそも感染症法とは、どんな法律ですか。

　「感染症法は、国内での感染症の発生やまん延を防ぐために必要な措置を定めています。感染症にはさまざまな種類がありますが、感染力や症状の重さ、危険度などに応じて分類し、実施できる措置を決めています」

―新型コロナは、どのような対応が取られたのですか。

　「国内では2020年1月に感染者が初めて確認されました。政府は感染が拡大してきた3月、新型インフルエンザ特措法の適用対象に新型コロナを急きょ追加し、行動制限を伴う『緊急事態宣言』や『まん延防止等重点措置』を発令しました。4月の全国への緊急事態適用を皮切りに、断続的に発令を繰り返し、感染拡大の抑え込みに取り組みました」

　「発生当初は、危険度が5段階で2番目に高く、入院勧告ができる『2類相当』の対応が行われ、2021年に最も幅広い措置

が可能な『新型インフルエンザ等感染症』に改められました」

―なぜ5類へ引き下げになったのでしょう。

「流行の主流が病原性の低いオミクロン株になり、ワクチンも普及して、重症化する人の割合が格段に減ったことが理由に挙げられます。感染者の初確認から3年以上たち、新型コロナは、もはや権利の制限が必要なほど重大な影響を与える病気ではないと判断されたわけです」

―具体的には、どのような点が変わりましたか。

「感染対策は個人や事業者の判断が基本となっています。5類の感染症には法律に基づき実施できる措置はほとんどなく、診療した医師が感染者の発生を届け出る必要もなくなりました。新型コロナ対応の特別措置法の対象外になり、緊急事態宣言やまん延防止等重点措置は発令できなくなりました」

―流行状況の把握方法は、どのように変わりましたか。

「感染者の全数把握は廃止されています。5類への移行前は、新型コロナを診断した医師らから報告された全感染者数を、都道府県や厚生労働省が集計して毎日公表してきました。現在は季節性インフルエンザと同じく、厚労省が全国約5000の定点医療機関から報告される1週間の感染者数をまとめて、週1回公表しています。熊本県内には定点医療機関は80あり、原則として木曜日に公表されています」

―感染者、死亡者はどれぐらいでしょうか。

「2023年5月8日に5類に移行する前までは、感染者は全国で累計約3382万人、死亡者は7万4728人でした。熊本県内は移行前までが累計53万8040人、死亡者は1317人でした。5類移行後の県内感染者の報告数は、11月19日分までで、定点医療機関

から計約2万2700人となっています」

—5類に移行後、さまざまな点が変わっていきますね。

「感染状況を踏まえて、医療体制や患者の自己負担など、さまざまな面で見直しが進められることになります。国の動向などにも注意していただくとよいと思います」

新型コロナ5類移行に伴う変更点		
5類移行前　→→→　移行後		
発生動向	感染者を全数把握、毎日発表	定点調査に基づいて週1回発表
医療体制	入院調整など行政の強い関与	幅広い医療機関による対応を目指す
	限られた医療機関による対応	
感染者対応	・法律に基づき外出自粛要請 ・濃厚接触者の特定	いずれも廃止
	入院・外来医療費の公費支援	医療費の一部自己負担
感染対策	行政がさまざまな要請をして関与	個人や事業者の判断に委ねる
ワクチン	無料接種	2023年度は無料接種を継続
後遺症対策	医師向けの「診療の手引き」作成	診療報酬の加算など対策強化

医療体制、医療費の見直し

自ら検査、軽症なら自宅療養

　新型コロナウイルス感染症の5類移行に伴って、医療体制や医療費の公費支援が見直されました。2023年10月からは重症化リスクのある人に無料で処方されていた高額な治療費は、所得に応じて最大9000円の自己負担が求められるようになりました。

——発熱など体調不良の場合はどうすればいいでしょうか。

「新型コロナの感染が疑われる場合、厚生労働省は、まず国の承認を受けた検査キットで、自分で検査するよう呼びかけています。検査キットは薬局などで買えます。結果が陽性でも症状が軽い場合は自宅で療養します。高齢者や基礎疾患（持病）などがあり重症化リスクの高い人、症状が重いため受診したい場合は、事前に医療機関に連絡しましょう。新型コロナ24時間相談窓口が設けられています。受診時はマスクを着けてください」

——対応する医療機関はどうなっていますか。

「従来は、発熱外来や新型コロナ用に病床を確保した病院など、限られた医療機関で対応していましたが、現在は幅広い医療機関による自律的な対応へ移行を進めるという方針が採られています。外来患者は、季節性インフルエンザを診療する内科や小児科でも広く受け入れる体制が目標とされています。入院も、行政による入院調整はせず、コロナ病床がある医療機関以外でも受け入れられるよう整備を進めています」

——医療費はどうでしょうか。

「原則として自己負担が発生します。急激な負担増を避けるため、医療費の一部への公費支援が2023年9月末まで継続されましたが、10月からは自己負担が求められています」

「コロナ治療薬は新薬のため高額です。例えば、重症化予防に使われるラゲブリオは、一連の治療に約9万円かかりますが、10月以降は7種類の薬について3割負担の人は最大9000円、1割負担の人は3000円が請求されています」

「また、入院医療費は、1カ月の医療費が上限額を超えた場合に支給する高額療養費制度を適用した上で、最大2万円が補

助されていましたが、1万円に減額されました。厚労省は2024年4月に、こうした医療支援の全面廃止を目指しています」

新型コロナ24時間相談窓口

●**発熱時の受診相談**
・かかりつけ医にまず相談
・かかりつけ医がなければ
　☎0570-096-567

●**療養中の健康相談**
　☎050-3385-9120

●**ワクチンに関する専門的相談**
　☎096-285-5622

療養期間の考え方

発症後5日間は外出自粛を推奨

　新型コロナが5類になった現在、感染した場合、いつまで療養すればいいのでしょうか。療養期間の考え方も変わっています。

―療養期間はどうなっていますか。

「新型コロナが5類になる前は、感染した場合、厚生労働省は感染症法に基づき、外出を7日間自粛するように求めてきましたが、5類移行後は外出の自粛はなくなり、個人の判断に委ねられました。ただ、感染した場合の復職できる時期などにつ

いて指針が欲しいといった要望が、高齢者施設などからあり、個人や事業者が判断しやすいように療養の目安が示されています」

「具体的には、発症後5日間かつ症状が軽快して24時間を経過するまでの間は外出を控えることを推奨しています」

―5日間とした根拠は。

「感染者は発症から5日を経過した後はウイルスを排出する量が大幅に減っているという研究データがあるからです」

―療養が終わった後は、どんなことに注意したらいいですか。

「厚労省は、発症後10日間が経過するまでは、マスクを着用し、高齢者らリスクの高い人への接触を控えることなどを呼びかけています」

「また、濃厚接触者を特定することはなくなりました。家族、同居している人が感染したときには、5日間は体調の変化に注意し、7日目まではマスクの着用や高齢者らと接触を控えるよう求めています」

基本的な感染対策

換気やマスク　今後も大切

　新型コロナが5類になっても、決して油断してはいけません。基本的な感染対策を続けることがとても大切です。

―基本的な感染対策と言えば。

「3密回避や換気、手洗い、手指の消毒などです。日頃から

187

習慣づけましょう。換気は、空気中を漂うウイルスによる感染を防ぐため重要です。冬場でも窓を開けたり換気扇をつけたりするよう心掛けてください」

—マスクは感染の予防にも有効ですか。

「マスクを着用するかどうかは、2023年3月から個人の判断に委ねられています。厚生労働省は、病院や高齢者施設、混雑した電車やバスなどでは、周囲に感染を広げないために着用を推奨しています」

「厚労省は、高齢者や、がんや心臓の病気などの基礎疾患(持病)がある人、妊婦といった重症化リスクの高い人が混雑した場所に行くときは、着用が効果的としています」

—感染対策はいつまで続ける必要がありますか。

「ウイルスは変異しやすいため、新型コロナの流行が将来どうなるかは、なかなか予測しにくいです。基本的な対策に加え、体調が悪い時は登校や出勤はせず、自宅で休みましょう。また、基本的な感染対策を取ることで、新型コロナだけでなく、季節性インフルエンザなど、他の感染症の対策にもなります」

コロナワクチン

接種を推奨、2023年度までは無料

　新型コロナウイルスのワクチンは5類移行後も、2023年度末(2024年3月末)までは無料で受けられます。ただ、今後は自己負担が発生する可能性があります。

―2023年度の接種方針はどうなっていますか。

「高齢者や65歳未満で基礎疾患(持病)がある人など、重症化リスクが高い人を対象に、5類に移行した5月8日から『春接種』が実施されました。医療や介護の現場で働く人も無料で受けられました」

「9月からは、5歳以上の全ての人を対象にした『秋接種』が始まりました。オミクロン株派生型のXBB.1.5に対応した改良型ワクチンが使われています。6カ月から4歳用の乳幼児の初回ワクチンもXBB株対応になっていますので、希望する方は医療機関にご相談ください」

「秋接種については、政府は積極的にワクチン接種を呼びかける対象を、重症化リスクが高い人たちにとどめ、これ以外の人は『個人の判断』に委ねるとしています」

―5類になってもワクチン接種は必要でしょうか。

「重症化を予防するというワクチン接種の効果は数々の研究データで明らかになっています。自然感染やワクチンで獲得した免疫は時間がたつと減少します。国民の多くが感染した欧米に比べ、日本では自然感染した人の割合がまだ少ないため、ワクチンによる免疫獲得は重要です」

「残念ながら、接種していない高齢者の方がコロナに感染して亡くなるというケースが少なくありません。確かにワクチン接種には副作用のリスクが

熊本県のコロナワクチン接種率	1回目	82.2
	2回目	81.5
	3回目	69.1
	4回目	49.1
	5回目	31.9
	6回目	21.2
	7回目	11.5

全人口に占める割合 (%)
(2023年11月19日時点)

189

伴いますが、新型コロナもインフルエンザや他の感染症と同じように、VPD（Vaccine Preventable Diseases、ワクチンで防げる病気）と呼ばれる感染症の一つなのです」

—ワクチンはいつまで無料で接種できますか。

「2023年度中は無料で接種できます。ただし、厚生労働省は原則として費用の一部の自己負担を求める定期接種にする方針を固めています。今後は自己負担が発生する可能性がありますので、注意してください」

後遺症への対応

診療可能な医療機関を公開

　新型コロナウイルスに感染後、後遺症が長引く人が見られます。熊本県は後遺症の診療が可能な医療機関をホームページで公表しています。

—どのような症状が後遺症なのでしょうか。

「新型コロナの後遺症といっても、さまざまな症状があります。厚生労働省は『罹患後症状』と呼び、『新型コロナに罹患した後に、感染性は消失したにもかかわらず、他に原因が明らかでなく、罹患してすぐの時期から持続する症状、回復した後に新たに出現する症状、症状が消失した後に再び生じる症状の全般を指す』としています」

「また、世界保健機関（WHO）は『新型コロナに罹患した人に見られ、少なくとも２カ月以上持続し、他の疾患による症状と

して説明がつかないもの。通常はコロナの発症から３カ月たった時点にも見られる』と定義しています」

　―具体的にはどんな症状がありますか。

　「代表的な症状として、厚労省が挙げているものは、疲労感、倦怠感、せき、息切れ、脱毛、記憶障害、集中力低下、頭痛、嗅覚障害、味覚障害など、さまざまです」

　「ほとんどは半年以内には症状はなくなりますが、ごく一部に症状が長く続いている人がいます。長期間の強い疲労感などで、日常生活が困難になるケースもあります」

　―後遺症は、なぜ起こるのでしょうか。

　「罹患後の症状が、コロナによる後遺症だと確定するような診断方法はまだ確立されていません。残念ながら特効薬もありません。味覚障害がコロナ治療薬を服用した後に起こる人もいますが、それが薬によるものかも分かっていません。また、新型コロナに感染したことによって、それまでは分かっていなかったいろんな症状が出てくることもあり得ます」

　―どのような医療機関で診てもらえばいいのでしょうか。

　「後遺症が疑われる場合、まずはかかりつけ医や身近な医療機関などにご相談ください。かかりつけ医を持たない、かかりつけ医での対応が難しいといった場合ですが、熊本県医師会と熊本県が協力して、後遺症の診療が可能な医療機関をとりまとめて、熊本県のホームページに掲載しています（次ページのQRコード参照）。自分の症状に合わせて、診療科を選んでいただくとよいでしょう。医療機関を受診された場合は、症状に応じた対症療法が基本となります。一般の診療と同様に診療費などの自己負担が発生します」

―後遺症を予防することはできますか。

「何よりもまず、新型コロナにかからないため、感染予防の対策を取ることが大切です。ワクチンが後遺症の予防に一定の効果があると報告されています。後遺症がある患者さんがワクチン接種後、症状が軽快したという報告もあります」

―後遺症が長引く人を支援する制度はありますか。

「後遺症が長く続いて社会生活に大きな制限が生じることもあります。一定の要件で、労災保険の給付対象や、健康保険の傷病手当金の支給対象、障害年金の対象になる場合があります。職場や労働基準監督署、健康保険組合、年金事務所などに相談するとよいでしょう」

新型コロナウイルス感染症の 代表的な罹患後症状（後遺症）
疲労感、倦怠感、関節痛、筋肉痛、せき、喀痰、息切れ、胸痛、脱毛、記憶障害、集中力低下、頭痛、抑うつ、嗅覚障害、味覚障害、動悸、下痢、腹痛、睡眠障害、筋力低下など
罹患後症状は、罹患してすぐの時期から持続する症状、回復した後に新たに出現する症状、症状が消失した後に再び生じる症状の全般を指す

※厚生労働省の資料から

【新型コロナの罹患後症状（後遺症）の診療が可能な熊本県内の医療機関】
　保健所管内別と症状別に掲載されています。かかりつけ医を持たない、かかりつけ医での対応が難しいといった場合に、掲載している医療機関に相談してください。

水足秀一郎さん／医療法人春水会山鹿中央病院理事長

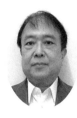

■みずたり・しゅういちろう
山鹿市出身。川崎医科大学卒業。1983年、熊本大学第一内科入局。2002年から熊本県医師会理事、2018年から副会長。日本医師会代議員、日医医療経営検討委員会副委員長。担当は総務、医療保険、病院・診療所、高齢者医療など。ワークライフバランスが信条。趣味は映画・クラシック音楽鑑賞。

※三渕浩医師の略歴は、第2章「子ども」79ページ参照

【新型コロナウイルスに関する情報】

　厚生労働省、熊本県、熊本市は新型コロナの感染状況やワクチン、感染対策などについての情報をホームページに掲載しています。また、熊日電子版では新型コロナに関する記事を閲覧できます。

厚生労働省

熊本県

熊本市

熊日電子版

🐾にゃんコラム　　接種後の死亡　解剖が必要では

　新型コロナワクチンの接種後、副反応の疑いがある死亡例として国に報告された人は、2000人を超えています。しかし、死因を調べるため解剖されたケースは1割程度にとどまるそうです。厚生労働省の「副反応検討部会」は、接種と死亡の因果関係をほぼ「評価できない」としていますが、予期せぬ死亡は現実に起きています。新しいワクチンだからこそ、死因を究明するには、詳しく調べ知見を集めるため、解剖が必要でしょう。そのためには予算措置も必要です。

　副反応検討部会の資料によると、新型コロナワクチン接種後に死亡し、医療機関などから副反応の疑いがあると報告されたのは、2023年7月30日までで2118人に上っています。

　死亡例は、医療機関やワクチン製造販売業者が、厚労省所管の医薬品医療機器総合機構（PMDA）に報告し、複数の専門家がワクチンとの因果関係を評価し、副反応検討部会に報告され、審議されます。

　その結果、接種と死亡との因果関係が「否定できない」とされたのは2人でした。一方、99％以上が「情報不足等により評価できない」とされました。

　解剖された事例が少なければ、評価できないのは当然と言えます。多くの症例が集まらないと判断は難しいでしょう。しかし、家族を失ったばかりの遺族から解剖の同意を得るのは難しい上、解剖に携わる医師の不足など、体制も十分とは言えないようです。

　日本法医学会などは既に2022年7月、「積極的な解剖を推奨する」という声明を出しています。国が責任を持って死因究明を行う仕組みが必要です。死因の解明が進めば、副反応の予防や治療法の発見につながり、ワクチンを安心して使えるようになるのではないでしょうか。

第6章
肺・禁煙

中高年女性に急増

しつこいせきや痰が続く慢性の感染症「肺非結核性抗酸菌症」、中でも「肺MAC症」が中高年の女性を中心に急増しています。感染の経路や女性に多い理由など、未解明の部分が多く、専門的に診療できる医療機関は限られています。熊本県内でも数少ない専門医、国立病院機構熊本南病院（宇城市松橋町豊福）の山中徹・呼吸器科部長に聞きました。

―肺非結核性抗酸菌症とは、あまり耳慣れない名前です。

「肺の結核を引き起こす、結核菌ではない別のタイプの抗酸菌による感染症です。結核は、結核菌が人から人へ感染して発症しますが、肺非結核性抗酸菌症は、人から人へうつることはありません」

―抗酸菌とは。

「抗酸菌は、結核菌と同じ抗酸菌属の仲間で150〜200種類ほどあり、一部の種類が肺非結核性抗酸菌症を引き起こします。最も多いのが、マイコバクテリウム・アビウムや、マイコバクテリウム・イントラセルラーレという菌が原因となる『肺MAC症』と呼ばれるタイプで、全体の9割を占めます」

―主な症状は。

「最初は、せき、痰、それから微熱が出て、ときどき血痰が出ます。倦怠感や食欲不振も起きます。患者さんには、やせた方が多いようです」

196

　―発症後、どういう経過をたどりますか。

　「診断がついて何十年も変わらない方もいますし、自然に改善する方、次第に悪化する方もいます。全体的にみると、数年から数十年といった単位で、極めて緩やかに少しずつ悪化していきます。一気に悪くなる方は多くはいません。徐々に進行していくと、肺の炎症や空洞化が進み、呼吸困難に陥ります」

　―抗酸菌は、どんな所に潜んでいますか。

　「肺非結核性抗酸菌症を起こす抗酸菌は、土壌や水など自然界に広く分布しており、環境の中にはどこにでもいる菌です」

　―患者が増えているそうですね。

　「患者の増加は世界では日本だけで、全国的に中年から高齢の女性に多くなっています。年間約1万9000人の新規患者が発生していると推計されており、結核を超えています。より病原性の高いアビウムが全国的に増加傾向にあります」

　―どんな人が感染しやすいのですか。

　「かつては結核にかかった人が引き続き感染・発症していました。現在は、結核患者は減る一方、肺非結核性抗酸菌症が増えています。過去に基礎疾患がなくても発症する患者さんが多く、基礎疾患との関係は、はっきりしたものがありません。感染する人は気管支の粘膜の表面での免疫に何らかの問題があるため感染しやすいのではないかという説があります」

　―女性に多いのはなぜですか。

　「抗酸菌は風呂場や台所など湿った所に多く繁殖しています。一説には、水仕事をする機会の多い女性に患者が多いといわれていますが、はっきりしたことは分かっていません」

　―診断はどう実施しますか。

「症状はないものの、胸部の検診で異常な陰影が見つかり、受診する方が多いです。エックス線撮影やCTスキャンによる画像所見から判断するとともに、異なる日に採取した2回の痰から原因菌が培養された場合に、肺非結核性抗酸菌症と診断します。気管支鏡というカ

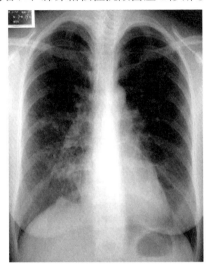

メラを使って肺の中を洗浄した液を採取し、抗酸菌が含まれているかどうかを調べる場合もあります。肺MAC症では血液検査での抗体の有無が参考になることがあります」

最近増加している肺MAC症の典型的な胸部レントゲン写真。肺の下半分に淡い影が出ている（山中徹・熊本南病院呼吸器科部長提供）

肺MAC症の治療

生涯付き合う心構えを

　中高年の女性に急増している「肺MAC症」は、せきや痰が続くものの、他人に感染させる恐れはなく、ゆっくりした経過をたどる感染症です。ただ、完治は難しく、長く付き合う必要があるといわれています。

　——肺MAC症は、基本的にどのような治療をしますか。

　「抗生物質のクラリスロマイシン、エタンブトール、リファンピシンの抗菌薬３種を併用するのが基本です。いずれも錠剤の飲み薬です。クラリスロマイシンだけでも効果があるのですが、数週間で原因の菌が耐性化してしまい、かえって治りにくくなるため単独では使いません。他の２剤との併用で耐性化を抑制できますので、３剤を併用するのが現在の標準治療となっています」

　——中等度や重症の場合は。

　「基本３剤の他に、必要に応じて抗菌薬のストレプトマイシン、またはカナマイシンを筋肉注射します。レボフロキサシンなどニューキノロン系の飲み薬を併用する場合もあります。保険適用外ですが、注射薬よりも使いやすく、時々やむを得ず併用します」

　——薬で菌を退治できますか。

　「最初の治療によって、抗酸菌が痰から検出されなくなる『排菌停止』まで回復できる患者さんが全体の約６〜７割、その半数が治療終了後もそのまま維持できます。しかし、服用をやめると、半数の患者さんは再発してしまいます。もともと患者さんには感染しやすい素因があり、抗酸菌は環境の中に広く分布しているわけですから、菌を吸い込んで容易に再感染、再発が起こり得ます。薬を飲んでいなければ、再発してもおかしくないのです」

　——では、どれぐらいの期間、薬を続けなくてはいけませんか。

　「患者さん本人と十分相談する必要があります。かつては三つの薬を１年半から２年ほど服用するのが基本でした。現在で

はもう少し長くという意見が強くなってきています。排菌が続く患者さんやいったん投薬を終えて再発した患者さんは、基本的に薬をできるだけ継続します。再発していなくても服薬を希望する方は、副作用が問題にならない限り続けています」

　—薬の副作用は。

　「エタンブトールは長く服用すると視力の低下が、リファンピシンは食欲不振が起こる場合があります。ストレプトマイシン、カナマイシンの筋肉注射では腎機能低下や難聴になる場合があります」

　—手術が必要になるほど、悪化する場合もありますか。

　「抗酸菌自体は毒素を出さないため、症状は比較的穏やかです。しかし、菌がすみついている肺の病巣では、症状が進行すると周囲の組織を壊し空洞化して、さらに周囲に病変を広げます。最終的には呼吸困難になり、酸素吸入療法が必要になります。病巣が狭い範囲に限られ、高齢ではなく手術に耐えられる体力がある場合などは手術を勧めることがあります」

　—手術はどのようにしますか。

　「胸腔鏡で肺葉を切除します。症例も専門医も少ないため、肺がん手術よりも難しいといわれます。手術に対応できる医療機関は全国的にもごく限られています」

　—日常生活の注意点は。

　「水仕事や土いじりを避けるともいわれますが、日常的に何かを避ける必要はありません。せきは我慢せず、痰はなるべく出して菌を排出するようにしてください」

　「肺MAC症は、それなりに日常生活を送れて、仕事もできる病気です。高齢の方は手術や副作用のある薬を控えて、経過を

見守る方がよい場合もあります。状態の安定化を目指して、長い目で診ていく病気なのです。生涯この病気と付き合う心構えが大切です」

肺MAC症の治療
○基本は抗菌薬3剤(飲み薬)を併用 　・クラリスロマイシン 　・エタンブトール 　・リファンピシン
○中等度から重度の場合 　基本3剤に加え、注射薬やニューキノロン系の飲み薬を併用する場合も
○手術を勧める場合 　・病変が狭い範囲に限られていて、薬剤が効きにくい気管支拡張や空洞化などが対象 　・手術に耐えうる体力や肺機能などを考慮する
○治療の目標 　・状態の安定化を目指す 　・生涯この病気と付き合う心構えが大切

油断できない結核

高齢者発病、若い頃感染

　明治から昭和20年代まで蔓延し、「亡国病」と恐れられた結核。現在は医療水準の向上で激減していますが、高齢者の体内に眠っていた結核菌が目を覚まして発症するケース

201

が多く、決して油断できません。熊本南病院は熊本県内唯一の国立結核医療施設です。

—結核といえば、正岡子規、樋口一葉、石川啄木らが思い浮かびます。

「結核は明治期から普通に見られる病気で、1930年代から戦後しばらくは死因の第1位でした。2021年には高齢者を中心に1万1519人が発症し、死亡者は1844人に上っています。結核は決して過去の病気ではありません。近年は、若年者や外国で生まれた方、留学生などでは若干増える傾向にあります」

—感染者の減少は続いていますか。

「日本は長年、結核のまん延国と位置付けられてきましたが、2021年の新規患者は10万人当たり9.2人で、50年代に調査が始まってから初めて10人未満となり、世界保健機関(WHO)が定める『低まん延国』となりました」

「ただ、新型コロナウイルスの流行による受診控えの影響で、結核なのに診断されていない人がいる可能性もあります。慎重な見極めが必要でしょう」

—結核の感染経路を教えてください。

「結核は、結核の患者さんのせきに混じって空中に浮遊した結核菌を吸い込むことによってうつる感染症です。空気感染しますが、結核菌の感染力は弱く、肺の奥にある肺胞に届いて定着しないと感染できません。患者さんとの接触によって感染することはありません」

—どんな症状がありますか。

「2週間以上続くせき、痰の他、発熱、血痰、胸痛、喀血な

どがあります。体重減少、疲れやすさ、呼吸困難などがある場合もあります。しかし、無症状で経過する場合も少なくありません。また、症状が風邪に似ていることから、医療機関を受診するのが遅くなることもあります」

「急に重症化することはありません。しかし、治療せずにいると、肺の組織が徐々に破壊され、半数程度は死亡します」

―結核に感染した人のうち、発病する人の割合は。

「結核菌に感染しても、すぐに発病するのは10人のうち１〜２人ほどです。感染後、数カ月から２年ほどの間に発病します。すぐには発病しない人のうち、約２割は感染してから長期間経過して発病し、残り約８割の人は発病せずに済みます。結核菌を抑え込んで菌が死滅するか、肺の中でいわば冬眠したままの状態になります」

「体の抵抗力が強ければ、結核菌を吸い込んでも感染しないか、あるいは感染しても発病しにくいです。結核菌に感染しているだけでは、他の人に感染させることはなく、発病している人だけが他の人に感染させることになります」

―結核菌に感染している人はどれぐらい、いるのでしょうか。

「国内で結核菌に感染している人は５人に１人、約2000万人と推定されています。60代の10人に１人、70代は４人に１人、80代では２人に１人が既感染者、すなわち結核菌の保有者です。その多くは発症者が非常に多かった昭和20〜30年代に感染した人たちと考えられます。高齢者は若い頃に結核に感染している場合が多いのです」

「大部分の高齢者の発病は、若い頃などに感染していて、安定した病巣内で増殖を止めていた結核菌が、何らかの理由で再

203

び増殖を始めて発病するタイプです」

—どのような人が発症しやすいですか。

「高齢者をはじめ、免疫力が低下している方です。例えば、①HIV（ヒト免疫不全ウイルス）感染者②糖尿病③腎臓移植④胃の切除手術後⑤抗リウマチ薬や抗がん剤、内服のステロイド剤の使用⑥痩せすぎ⑦喫煙者—などが挙げられます」

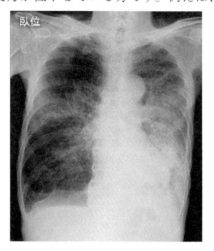

79歳男性の胸部エックス線画像。右下の白く写っているのが病変部分（山中徹医師提供）

結核の予防・治療

指示通り服薬でほぼ完治

　結核菌によって主に肺に炎症を起こす結核。感染者を見つけるには胸部エックス線撮影などの健康診断が重要です。もし感染が分かっても薬物療法を指示通り確実に続けることで、ほとんど治すことができます。

—結核になるリスクが高い人は。

「大半は戦後の流行期までに結核菌に既に感染している高齢

の方です。しかし、流行期以後に生まれた人の多くは、結核に感染したことがないため、抵抗力が弱いと考えられます。糖尿病の人や胃の手術を受けた人などは、特になりやすいことが分かっています」

——結核菌を吸い込む空気感染によって人から人にうつりますね。

「最近では、カラオケルームやネットカフェといった、人が集まる狭い空間で感染が広まる場合があります。病院や施設など高齢者が集まる場所では、進行した状態に気付かないまま周囲に感染を広げてしまう事例も報告されています。高齢者と接する機会の多い職業の人は特に注意が必要です」

——結核にならないためには。

「予防としてBCG接種が広く普及していますが、それだけでは完全には予防できません。発病した人を早く見つけるため、健康診断が重要となります。長引くせき、微熱や倦怠感などの症状があるときは積極的に胸部のエックス線検査を受けましょう。無症状でも健康診断などで結核が見つかる場合もあります。エックス線検査で結核が疑われる場合は、胸部CTや喀痰を顕微鏡で調べます。最終的には菌の遺伝子を検査して結核かどうかを確定します」

——もともとリスクの高い人は。

「何らかの持病がある人はできるだけ治療して改善しましょう。特に糖尿病はコントロールが悪いと、結核の発病リスクが飛躍的に高まります。喫煙も結核を発病しやすくするため、禁煙はとても大切です。また、若い人でも、偏食や疲労の蓄積などによって免疫力が低下しないよう、栄養をしっかり取り、十分な睡眠時間を確保して健康を維持するのが大切です」

―結核になってしまったら。

「まず、決められた薬を指示通り確実に服用すれば、ほとんどの方が治ります。薬は6カ月から1年間程度、初めは4種類、後からは2種類ほど飲んでいただきます。きちんと薬を飲まないと、薬が効かない耐性のある結核菌を生み出す可能性があり、治療が大変難しくなります。感染が分かれば発病を抑える予防薬を服用することもあります」

「喀痰の検査で菌が見つかった人は、他の人に感染させるリスクが比較的高いと考えられますので、しばらく隔離入院していただきます。菌が見つからなければ、外来で治療できます。病院のスタッフと保健所の保健師さんがサポートしていきます」

―保健所も関わるのですね。

「感染症法に基づいて、医師は結核と診断すると、直ちに保健所に届け出る義務があります。保健所は感染拡大を防ぐため濃厚接触者の調査などをします。患者さんの家族や職場の同僚などに、検診を指示することもあります。患者さんが治療中に毎日確実に服薬してもらうために日本版DOTS(直接服薬確認療法)にも連携して取り組みます」

「喀痰に結核菌が見つかっても同居者が感染している可能性は30～60%で、感染が成立して

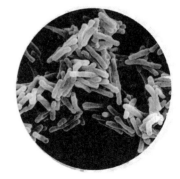

結核菌の画像。結核菌を吸い込み、肺胞に定着して感染が成立する(山中徹医師提供)

206

も、そのまま発病する例は10～20％です。発病するとしても
BCGワクチンを既に接種している人は5～6カ月かかります。
結核は発病しなければ、心配する必要はありません。患者も家
族も医療従事者も、焦らず、慌てず、侮らずに対応することが
大切です」

山中 徹さん／国立病院機構熊本南病院呼吸器科部長

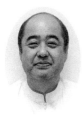

■やまなか・とおる
熊本市出身、熊本大学医学部卒。熊本大学第1内科入局、熊
本大学病院集中治療部などを経て、2006年から熊本南病
院勤務。日本呼吸器学会指導医、日本結核病学会結核・抗酸
菌症指導医・代議員、日本内科学会総合内科専門医。感染症
などを専門に取り扱うインフェクション・コントロール・
ドクター。2017年度熊本県医事・薬事・健康づくり功労者
(結核予防功労者)。座右の銘は「たとえ世に知られなくと
も社会の礎たれ」「努力は運を支配する」。

たばこの煙で肺に炎症

　COPDという病気をご存じですか。「慢性閉塞性肺疾患」と呼ばれ、厚生労働省2021年人口動態統計によると、日本人男性の死因の第9位です。たかの呼吸器科内科クリニック（八代市）の高野義久院長（日本呼吸器学会専門医）に、原因や治療法を聞きました。

—COPDは、どのような病気ですか。

「COPD（Chronic Obstructive Pulmonary Disease）は、たばこの煙を主とする有害物質を長期に吸い続けることにより、気道や肺に慢性の炎症が起こり生じます。せきや痰のからみなどの症状が続き、進行すれば息切れや呼吸困難が現れます。COPDの有病率は40歳以上人口の8.6％（530万人）といわれますが、診断を受けている患者はその10％とわずかです。高齢になるにつれ有病率が増加します」

「病気の初期は風邪が続いたような軽いせきや痰です。風邪の後だけ息切れやゼイゼイといった症状を感じる人もいます。喫煙を続けていればその間も徐々に確実に肺機能は悪化します。息切れは階段や坂道を上ったときに感じ始め、重症になるとトイレや風呂など、ちょっとした動作でも呼吸困難が起こるようになります。常に酸素吸入が必要となり生命が脅かされます」

—原因は何ですか。

「大気汚染物質や体質（遺伝的素因）もCOPDの原因になりま

すが、最大の原因は喫煙です。患者さんの9割に喫煙歴があり、『たばこ病』と呼ばれています。受動喫煙も重要な因子です。毎日たばこを吸う人の10人中2人程度がCOPDにかかるといわれています」

「大きめの気道では、炎症とむくみが見られます。むくんだ気道に痰が分泌され、空気の通り道はさらに狭くなり、素早く息を吐き出すことができなくなります。末梢の気道では、炎症とともに痰の詰まり、気道の破壊が起こります。肺は息を吐いたときも空気が出て行かず過度に膨張しているため、次いで息を吸うときに吸い込める量が少なくなります。気管支の末端にある肺の袋が破壊され、酸素の取り込みもできなくなります」

—COPDは治せますか。

「COPDは進行性の病気で、治療をしても完全に元の肺の状態に戻すことはできません。そのため早期に診断し禁煙と治療を始めることが大切です」

—最も大切なことは何でしょうか。

「第一に行うべき治療は何と言っても禁煙の実行です。わずかでも喫煙を続けていれば、COPDに対する薬の効果は期待できません。現在は禁煙補助薬を使って、楽に高い確率で禁煙を達成できる禁煙外来を保険で受けることができます。禁煙外来は3カ月間の

楽に呼吸ができるって幸せ！

禁煙を考えたら、今すぐ検索！

熊本　禁煙　検索

TRUSH

みの治療です。禁煙治療を通してまず肺を元気にしましょう。今の症状が軽いからといって、COPDを侮らないことです。早期に診断し適切な治療を続け、病気の進行を遅らせることが大切です」

慢性閉塞性肺疾患の治療

禁煙、栄養管理で改善も

慢性閉塞性肺疾患(COPD)は、早期の診断と適切な治療で進行を遅らせることができます。

—COPDの主な治療法を教えてください。

「最も重要な治療は禁煙です。禁煙をせずに治療効果は期待できません。さらに薬物療法、呼吸リハビリテーション、食事療法などを組み合わせて、病気の進行を抑え、症状の改善を目指します」

「COPDの原因の90％は喫煙です。禁煙は不可欠で、絶対条件です。病状が軽い人では禁煙するだけで症状がなくなることもよく経験します。大変薄い濃度のたばこの煙、すなわち受動喫煙を避けることも重要です」

—薬物療法にはどのような薬を使いますか。

「主に狭くなった空気の通り道を広げて呼吸を楽にする気管支拡張薬の吸入と、ぜんそくの合併が疑われるときには気道の炎症を抑える吸入ステロイド薬を併用し、また、必要に応じ内服薬を組み合わせます。薬物療法は息切れを和らげ運動機能を

210

高めますので、きちんと薬を使うことで、体を動かすことが楽になると期待されます」

　─呼吸リハビリとは何ですか。

　「患者さんは息切れによる運動不足から筋肉の衰え、食欲低下、抑うつ気分が生じやすく、さらに症状の悪化を招きます。腹式呼吸や口すぼめ呼吸などの呼吸法を練習し、呼吸筋ストレッチ体操や、ややきついと感じる程度の早歩きといった下肢運動を継続して行うことで、息切れを改善し、より活動的な生活を送ることができます」

　─食事療法も大切なのですね。

　「COPDの重症化とともに、呼吸をするために多くのエネルギーを要するようになり、体重減少や栄養障害が見られます。体重が減少すると、呼吸に関わる呼吸筋にもやせが見られ、息切れ感が強くなり、生命の危険を伴う急性悪化を起こす頻度が高まります」

　「適切な栄養管理により体重を維持することで運動療法の効果が高まり、体力や免疫力がアップし、急性悪化の原因となる呼吸器感染症にもかかりにくくなります。栄養バランスを考慮した積極的な栄養補給を心がけてください」

　「COPDは、せきや痰といったありふれた症状から徐々に生じ、息切れも気付かないうちに進むため見過ごされがちです。息切れに

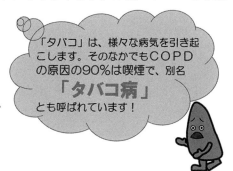

「タバコ」は、様々な病気を引き起こします。そのなかでもＣＯＰＤの原因の90％は喫煙で、別名

「タバコ病」

とも呼ばれています！

困って医療機関を受診したときには、既に重症だったというケースは頻繁にあります。全ての喫煙者が自分もCOPDかもしれないと認識し、早期に診断し、禁煙をはじめとした治療を継続することが大切です」

喫煙と認知症

「アルツハイマー防げる」に根拠ない

　たばこの煙に含まれる物質には、依存性のあるニコチンや、がん、認知症などの発症リスクを高める有害な成分が多く含まれています。

　―ニコチン依存に陥る仕組みを教えてください。
　「複数の専門機関からニコチンは依存性のある薬物とされました。ニコチンは脳内のニコチン受容体に作用し、その報酬回路を介して、喫煙者に多幸感や満足感を与えます。喫煙を始めると、ニコチン受容体はその数とニコチンに対する感受性が高まる一方、正常に働くべき脳内報酬回路は機能不全となり、メンタルヘルスが悪化します。あらゆることに興味や関心が薄れ、満足が得られるニコチン摂取を繰り返します。喫煙はニコチンを急速・断続・さらに継続的に摂取する行為であり、依存になりやすいといわれます」
　「人は喫煙したときに多幸感や満足感を感じますが、その後、離脱症状（禁断症状）という不快な症状が発生します。そのとき喫煙すれば離脱症状が軽くなり、同時に満足感も得られます。

これを長年繰り返していくと『たばこは自分にとって価値のあるもの』と捉えがちです。これは『嗜癖性の信念』と呼ばれ、依存症の一症状と考えられています」

――禁煙したくてもうまくいかない人も多くいます。

「禁煙が難しいのは、身体的な依存だけではなく、心理的な依存があるからです。喫煙自体が『ニコチン依存症』という病気であり、治療の対象であるという認識を持つことが第一です」

――喫煙が発症や悪化に関連する疾患には、何がありますか。

「多岐にわたります。がん、肺炎・ぜんそく・慢性閉塞性肺疾患（COPD）などの呼吸器疾患、心筋梗塞、脳卒中、メタボリック症候群、糖尿病、慢性腎臓病などがあります。周産期死亡・未熟児出産、乳幼児突然死症候群、歯周病、骨粗しょう症、認知症なども喫煙がリスクを高めます」

――喫煙と認知症との関連はいかがでしょうか。

「一部のメディアでは『ニコチンでアルツハイマーが予防できる』などと喧伝されました。しかし、科学的検証では、喫煙はアルツハイマー病（アルツハイマー型認知症）の危険性を増やします」

――ニコチンとアルツハイマー病の関係はどうですか。

「かつて喫煙がアルツハイマー病を予防するという説が流布された時代がありました。その後行われた多くの研究の集積により、喫煙がアルツハイマー病のリスクであることは確実となりました」

――具体的に説明をお願いします。

「一例として、九州大学が福岡県久山町の住民を対象に、脳卒中、心血管疾患などを継続調査している『久山町研究』があ

ります。生涯にわたって喫煙しなかった群に比べ、中年期から
老年期にかけて喫煙を続けた群のアルツハイマー病の発症リス
クは2.0倍、脳血管性認知症の発症リスクは2.9倍に上昇してい
ました」

「一方、中年期まで喫煙しても老年期に禁煙した群では、ア
ルツハイマー病、脳血管性認知症のリスクは減少し、非喫煙群
との差はありませんでした。年を取ってからでも禁煙は有効と
考えられます。他の喫煙関連疾患の予防の観点からも禁煙は早
い方が望ましいです」

「また、英国で行われた研究からは、受動喫煙と認知機能低

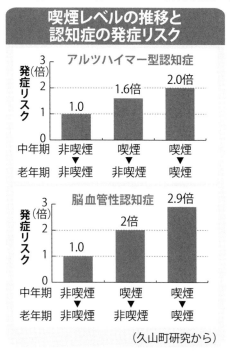

（久山町研究から）

下の関連も指摘されています」

―禁煙の有効性を裏付けますね。

「人を対象にした研究により、喫煙が認知症を増やすことは確実です。ニコチンは脳にダメージを与えます。加熱式たばこからも紙巻きたばこと同程度のニコチンが検出されています。ニコチン依存症の方には保険が適応される治療を受けて、健康になっていただきたいです」

若年者の禁煙治療

喫煙歴問わず保険適用

日本禁煙学会は2016年末、35歳未満の若年者の禁煙治療指針をまとめました。喫煙の年数や本数を問わず、禁煙治療が保険適用されたことを踏まえた対応です。指針の策定に携わった同学会禁煙専門・認定指導者の高野義久医師に聞きました。

―若い世代の喫煙率はどれぐらいでしょうか。

「厚生労働省の調査では、2014年は20代男性が36.7％、女性が11.8％に上りました。また、高校3年では、10年は男子8.6％、女子3.8％と、かなりの喫煙者がいました」

―若年者の禁煙治療指針をまとめたきっかけは何ですか。

「2016年4月の診療報酬改定で35歳未満の若年者では喫煙歴の長短や吸う本数を問わず禁煙治療が保険適用になりました。それまでは1日の喫煙本数と喫煙年数を掛けた値が200以上と

いう要件がありましたが、35歳未満では撤廃され、保険治療が受けやすくなったのです。これを機会に、将来の喫煙者を効果的に減少させようと、若年者の禁煙治療指針を作りました」

　—治療の基本を教えてください。

　「心理的治療、薬物療法、社会的治療の三つが柱です。若年者では禁煙補助薬以外に、特にカウンセリングが重要です」

　—心理的治療はどのように行いますか。

　「カウンセリングを基本として、主に動機づけ面接法と認知行動療法があります。動機づけ面接法は、変わりたいけれど変わりたくないという相反する心の動きに焦点を当て、行動変容を動機づける方法です。認知行動療法は、問題がどのような状況や刺激、どのような思考により生じるのかという分析を行い、問題を解決しようとする心理療法です」

　—薬物治療はいかがですか。

　「基本的に35歳以上と同様に関係学会がまとめた『禁煙治療のための標準手順書』に沿って処方します。特に18歳未満では主にニコチン置換療法を行います。禁煙開始時には、たばこが吸いたい、イライラするといった、ニコチン離脱症状が出現します。ニコチンを喫煙以外の方法で体内に補給することによって、症状を軽減し無理なく禁煙を実施できます。皮膚に貼るニコチンパッチがあります」

　—未成年者に対する薬物治療の特徴は何ですか。

　「未成年者には心理的治療だけでは困難な場合に、ニコチン置換療法を併用します。保険適用の薬剤で、未成年者で安全性が確認されているのはニコチンパッチだけです」

　—社会的治療とは何ですか。

「周囲の環境を改善することが重要です。家族関係に機能不全がある、本人の機嫌を取るためにたばこを与えてしまっている、家族も喫煙者である場合などは、親への面接が患者本人にも有効となります。家族にニコチン依存症や禁煙の方法について理解してもらい、日常生活で家族全体で患者を支援できるようにしていくのです」

「親しい友人等が喫煙者ということも多いので、人との関わり方、たばこを勧められたときの断り方を話し合い、上手な対人関係を身につけてもらうようにします」

―若い世代を治療する上での課題は何でしょうか。

「若い人は治療に1、2回程度しか訪れないことも多いので

若年者(35歳未満)の禁煙治療

	15歳未満	15～18歳未満	18～20歳未満	20～35歳未満
心理的治療	カウンセリングが基本 ・動機づけ面接法 ・認知行動療法など			若年者の特徴や注意点を念頭に置いた対応
薬物療法 ニコチン置換療法	心理的治療だけでは困難な場合に併用する			「禁煙治療のための標準手順書」に沿って処方する
	使用可能			
薬物療法 バレニクリン	使用不可	使用には慎重な対応が必要	使用可能	
社会的治療	家族の治療同意が必要			必要に応じて家族への対応と学校関係者との連携を行う

(日本禁煙学会の指針を基に作成)

すが、成功には治療の継続が重要です。家族が喫煙している場合は『自分も禁煙を始めるから一緒に頑張ろう』と共に苦労を分かち合いながら治療してほしいです」

　「学校関係者との連携も大切です。（1）たばこは麻薬に匹敵するほど依存性が高く、他のドラッグへの入門薬物になりやすい（2）喫煙自体が『ニコチン依存症』という病気で、治療の対象（3）未成年でも治療が受けられる―などの正確な知識を保護者と共有することが患者の禁煙継続に役立ちます」

　　※高野義久医師の略歴は第1章「高齢者」60ページ参照

喫煙リスク

本数減では低下望めず

　喫煙は、がんのみならず、脳卒中、狭心症や急性心筋梗塞、慢性閉塞性肺疾患(COPD)、認知症など多くの病気の原因になることが分かっています。たばこが健康に与える影響は大きく、吸う本数を減らしたいと考える喫煙者も少なくありません。しかし、その考え方は改める方がいいようです。減らせば減らした分だけ、病気のリスクは下がるのでしょうか。禁煙治療に詳しい済生会熊本病院脳卒中センター特別顧問の橋本洋一郎医師(前熊本市民病院首席診療部長)に教えてもらいました。

―"軽い"といわれるたばこが出回っています。

　「こうしたたばこについて、喫煙本数が少ないと比較的安全だと一般的に思われていますが、実際は間違いです。喫煙量を減らせば減らした比率に応じて害が減ると考えてしまい、本数を減らしたり、軽いたばこや加熱式たばこに変えたりして喫煙による害を減らそうとする場合がよく見受けられます。でも正しくありません」

　「肺がんでは20本の喫煙を1本にすれば発症リスクは5％に減少し、喫煙の量を減らせば減らした割合に応じて害が減ることが報告されています。もちろんこれでもリスクはかなり高いです」

　「喫煙本数と心血管疾患の関係については、喫煙本数を減ら

しても減らした分に応じてリスクが減らないことが分かっています」

―具体的に教えてください。

「１日１〜５本の少ない喫煙本数について、心臓の冠動脈疾患と脳卒中の発症リスクの関連を検討した最新の研究を、英国の研究者らが2018年１月に発表しました。1946年から2015年に発表された世界各国の55に上る研究報告を統合して、より高い見地から分析するメタ解析を行ったものです。55の研究には、特定の集団を長期的に追跡するコホート研究が141件含まれ、信頼性が非常に高い内容です」

―冠動脈疾患と脳卒中のリスクはどうでしたか。

「冠動脈疾患では、１日１本の喫煙は１日20本の喫煙に比べ、男性で46％、女性で31％の相対的リスクとなりました。脳卒中については、１日１本の喫煙は１日20本の喫煙に比べ、男性で41％、女性で34％の相対的リスクとなりました」

―結果から何が分かりますか。

「結論として、１日１本のみの喫煙であっても、冠動脈疾患や脳卒中の発症リスクは予想以上に高く、１日20本喫煙の半分のリスクに上ることが分かりました。たばこ１日１箱20本を１本に減らしても、心臓発作や脳卒中のリスクは20分の１にはならないのです。心血管疾患に関して喫煙の安全なレベルというものは存在しませんので、リスクを有意に減らすためには喫煙本数を減らすのではなく、喫煙そのものをやめる、完全禁煙をすべきです」

「喫煙量をわずかに減らしても有意義な健康上の利益はもたらしません。リスク低減商品と銘打った加熱式たばこにすれば、

冠動脈疾患や脳卒中の健康被害のリスクがほとんどなくなるとか、完全になくなると勘違いしてはいけません」

　—正しい禁煙方法とは。

　「まず期日を決めて一気に禁煙を実行し、完全に禁煙することです。ある程度の禁断症状を覚悟してください。ただし一番つらいのは禁煙後2〜3日目で、1週間過ぎると楽になってくるといわれています。吸いやすい行動や環境をやめ、吸いたくなったら水を飲む、氷を舐める、ガムをかむなど、代わりの行動を取りましょう。自力でできない場合は禁煙外来を受診し、禁煙補助薬を使って治療を進めます」

正しい禁煙方法

① 期日を決めて一気に禁煙を実行する
　完全に禁煙する

② ある程度の禁断症状
　(ニコチン離脱症状)を覚悟する

③ 吸いやすい「行動」をやめる

④ 吸いやすい「環境」をつくらない

⑤ 吸いたくなったら「代わりの行動」
　をとる

⑥ 自力でできない場合は禁煙補助薬
　を使用する(禁煙外来)

禁煙でやってはいけないこと

● だんだんと減らそうとすること

● 軽いたばこに変えること

● 加熱式たばこ、電子たばこに変えること

●「1本くらいなら」と甘くみること

橋本洋一郎医師の資料から

221

—禁煙で避けるべきことは。

　「だんだんと減らそうとする、軽いたばこに変える、加熱式たばこや電子たばこに変える、１本くらいならと甘くみることはやめましょう」

　「能動喫煙も受動喫煙も安全なレベルは存在しないことが証明されています。受動喫煙も軽い喫煙の別の形態といえます」

　「2020年に改正健康増進法(いわゆる受動喫煙防止法)が完全施行され、受動喫煙にさらされることがほとんどなくなりましたので、受動喫煙で病気になる可能性はなくなってきました。また、これを機会に喫煙する方も減って、喫煙による病気も今後さらに減っていくことが期待されます」

※橋本洋一郎医師の略歴は第４章「脳神経・脳卒中」170ページ参照

🐾にゃんコラム　禁煙の大切さ 累計16万人に授業、講演

　たばこの害は吸う人自身だけでなく、周囲の人の健康にも影響を及ぼす深刻な問題です。熊本県内で禁煙推進のため啓発活動を続けているのが、一般社団法人「くまもと禁煙推進フォーラム」（橋本洋一郎代表理事）です。2024年4月には発足15年を迎えます。

　フォーラムは2009年4月、未成年者の喫煙や受動喫煙の防止、禁煙希望者の支援を目的に、医療や教育関係者ら有志で発足しました。発足当時は熊本県内は、公立学校の敷地内禁煙率が全国で最下位という状況で、「子どもたちの健康を守りたい」という痛切な願いから始まりました。

　メンバーは、小・中・高校、大学、専門学校など教育現場で「防煙授業」を行い、一般市民や医療関係者らを対象に講演活動を続け、禁煙の大切さを訴えています。防煙授業や講演の参加者は2022年度までの累計で約16万1900人に上ります。

　啓発行事で活躍するのが、"吸わない犬"「すわんけん」と「すわんぬ」という禁煙推進の"ゆるキャラ"です。愛きょうを振りまきながら、やんわりと禁煙を訴えます。LINE（ライン）の「すわんけん」スタンプも作成し公開しています。

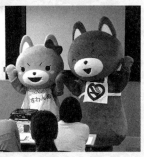

　たばこの煙を気にしないでいい飲食店や場所を選ぶためのヒントになるよう、考案したのが「きれいな空気」のロゴマークです。室内を完全禁煙にしている団体・企業・店舗などで活用してもらうよう呼びかけています。

　医療関係者を対象に、禁煙支援や面接の方法、禁煙補助薬の知識など、専門的なノウハウを伝え、禁煙外来の開設を推進する活動も実施しています。受動喫煙にどの程度さらされ

きれいな空気

ているか、事業所などを測定する事業も実施しています。

　また、国政選挙や熊本県知事選、熊本県議選の立候補予定者に対して、喫煙の規制や受動喫煙防止に対する認識を問うアンケートを実施し公表するなど、積極的な社会活動も。

　発足時のコアなメンバーはわずか5人だったそうですが、2016年には任意団体から一般社団法人に改組。2023年4月末現在の会員は119人に増えています。

　こうした地道な活動が評価され、厚生労働省主催の「第2回健康寿命をのばそう！アワード」団体部門優良賞(2013年)、熊本県健康づくり県民会議表彰(2017年)、健康水準の向上に貢献した団体や個人を表彰する熊本県健康管理協会の「河津寅雄賞」(2022年)も受賞しています。

　フォーラムのホームページには、「禁煙資料館」と題するコーナーがあり、禁煙推進に活用できる各種資料が満載です。一度、ご覧になってはいかがでしょうか。

▽一般社団法人くまもと禁煙推進フォーラムの連絡先
　〒866-0884　熊本県八代市松崎町147
　ファクス　0965-32-2729
　メールアドレス　kumamototff@gmail.com

第7章
災害と医療

エコノミークラス症候群（旅行者血栓症）

脚に血栓、乏しい自覚症状

　2016年に発生した熊本地震では、エコノミークラス症候群（旅行者血栓症）を発症する被災者が見られました。自覚症状に乏しい上、震災から長期間過ぎても発症することが2004年の新潟県中越地震などのデータから分かっています。循環器に詳しい国立病院機構宮崎病院の宮尾雄治院長（元熊本医療センター循環器内科医長）に聞きました。

　—旅行者血栓症は、どのような病気ですか。

　「長時間、同じ姿勢で体を動かさず、水分を取らないでいると、ふくらはぎなどの静脈の血流が悪くなり、血栓（血の塊）ができることがあります。その血栓が肺に運ばれ、肺の血管に詰まると、肺で血液に酸素を受け取ることができなくなります」

　「脚や骨盤内の静脈に血栓ができる病気を『深部静脈血栓症（DVT）』、その血栓が剥がれて肺の血管をふさぐ病気を『肺血栓塞栓症（PTE）』といいます。長時間の飛行によって起こりやすいため、『エコノミークラス症候群』と呼んでいましたが、列車や船、車での長距離移動でも同様に起こるので、最近は『旅行者血栓症』と呼ばれています」

　—どのような症状が起こりますか。

　「主な症状は突然の呼吸困難、胸の痛み、歩行時の息切れなどがあります。重症の場合は意識を失い、命に関わることもあります」

「旅行者血栓症のDVTでは、ふくらはぎや太ももの腫れ・痛み・赤み、ふくらはぎの突っ張る感じ、脚のだるさなどが見られます。しかし、発症まで自覚症状がないことも多く、注意が必要です」

―震災の避難者が発症しています。

「車中泊や、避難所などで長い時間寝たまま・座ったままの姿勢でいたり、トイレを控えたりするような環境にある人が発症しやすくなります。また、下肢に外傷がある人、妊娠中や出産後の女性、肥満、悪性腫瘍がある人なども血栓ができやすく、要注意です」

―避難者以外でもなりやすい人がいますか。

「遺伝的に血栓症を起こしやすい素因をお持ちの方もおられますが、手術や感染症後、ある種のホルモン剤の内服、寝たきり、飛行機やバスなどでの長距離移動、長時間のデスクワークなど脚を動かさず長時間同じ姿勢でいる状況に、水分摂取不足が重なると起こりやすくなります」

―熊本地震発生後10日間で入院を必要としたDVTまたはPTEの患者は35人。車中泊の女性が亡くなった例もあります。

「熊本地震関連での旅行者血栓症の患者は、女性が男性に比べ3倍多く発生し、特に65歳以上の高齢女性に多い傾向がありました。女性に多いのはさまざまな要因が関係します。熊本地震や熊本豪雨などの大規模災害時は、避難所も含め使用できるトイレが限られ、特に女性はトイレに行く回数を減らそうと水分摂取を控える傾向にあることも要因の一つといわれています」

「避難所では衛生環境の悪化や人々の密集による感染症の発

227

生にも十分な注意が必要ですが、3密回避で車中泊を選択した場合は、旅行者血栓症の発症に注意しましょう。大規模災害時の避難所での衛生環境の整備は、行政での対策も重要ですが、個人でも日頃から準備しておくことも必要と思います」

　—災害発生後では、いつ頃に発症しやすいのですか。

　「被災地での下肢静脈エコー検査などを使った検診によるDVTの陽性率は、震災後1〜2週間がピークで、30〜50％前後でした。震災1年後の当該地区での検診でも、DVT陽性率は8％程度と、通常の一般住民検診での陽性率が2％前後であるのと比較すると高くなっています」

　「熊本地震では余震が長引き、大勢の避難者が、長い期間にわたり過酷な状況での生活を余儀なくされました。熊本豪雨でも同様に避難生活を強いられる方が多かったですね。大規模災害時には旅行者血栓症の発生が長期化する可能性もあり、細心の注意が必要です」

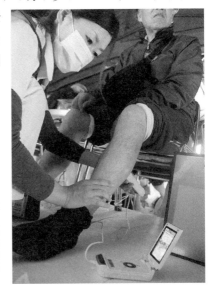

被災者のふくらはぎに超音波検査の機器を当て、エコノミークラス症候群（旅行者血栓症）の検査をする熊本市民病院の臨床検査技師＝2016年4月29日、益城町・グランメッセ熊本（撮影・林田賢一郎熊日記者）

旅行者血栓症の予防

足の運動で血流を促進

　旅行者血栓症(エコノミークラス症候群)は極めて重症の場合、注射で血栓を溶かす薬を使用したり、緊急手術によって肺動脈に詰まった血栓を取り除いたりする場合もあるそうです。予防と治療法について聞きました。

―予防法としては、小まめな水分補給と適度な運動が大切といわれていますね。

　「十分な水分を摂取する一方、脱水を招くアルコールやコーヒーは控えましょう。そして特に足の運動を心掛けてください。足の筋肉は『第二のポンプ』といわれ、筋肉が収縮と弛緩を繰り返すことで、足の静脈の血流を促進します」

　「具体的には、(1)つま先の上げ下げ(2)足の指をグー・パーとじゃんけんをするように動かす(3)膝の曲げ伸ばし(4)足首を回す―といった運動です。散歩やラジオ体操、ふくらはぎのマッサージも効果的です。避難生活を送っている方は、長時間窮屈な姿勢になる車中泊や雑魚寝を極力避けるようにしてください」

―医療用の弾性ストッキングはいかがですか。

　「医療用の弾性ストッキングは、下肢を適度に締め付けて静脈の血流速度を速め、静脈血が滞ることを減少させます。足首を圧迫する圧力が一番強く、太ももに向かって段階的に弱くなるように特別に作られています。静脈血が心臓へ循環しやすい

229

ようにするためです」

　「ただし、動脈の血行障害がある場合は、慎重に使用する必要があります。弾性ストッキングの端が丸まっていたり、しわができていたりするとその部位が圧迫され、血液の流れが阻害される危険性があります。効果が薄れたり悪影響が出たりしないよう、必ず医療者から指導を受けて正しく使ってください」

　──発症した場合、どのような治療法がありますか。

　「自覚症状が軽く、肺や心臓の機能が保たれているときには、抗凝固療法です。ヘパリンナトリウムの点滴を行ったり、ワルファリンカリウムやDOAC（直接作用型経口抗凝固薬）などの内服薬を使用します。血液を固まりにくくして血栓の形成を予防します」

　「大きな血栓が肺動脈に詰まってショック状態になったり、失神したりしたときは、血栓溶解療法を行います。ウロキナーゼやrt-PA（組織プラスミノーゲン活性化因子）を点滴や静脈注射で投与します」

　「足や骨盤内静脈の大きな血栓がそれ以上肺に飛ばないよう、下大静脈フィルターを施して防ぐ場合もあります」

　──極めて重い症状では。

　「心臓が停止した状態や極めて重篤なときは、血栓を直接取り除く治療を緊急に行う必要があります。細い管を肺の血管まで通して詰まった血栓を取り除くカテーテル治療や、外科手術で血栓を取り除く肺動脈血栓摘除術を施します。経皮的心肺補助装置（PCPS）という人工心肺装置も併用します」

　「避難生活の方、仮設住宅に移る方、自宅で過ごす方、いずれも窮屈な姿勢で長時間過ごしたり、十分な水分補給をしなか

ったりすると、旅行者血栓症をはじめ、心臓血管系の病気を引き起こす可能性があります。小まめな水分補給と適度な運動で予防を心掛けてください」

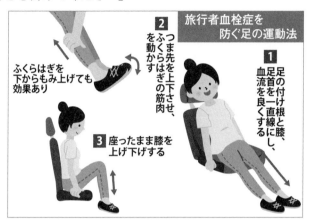

旅行者血栓症を防ぐ足の運動法

1 足の付け根と膝、足首を一直線にし、血流を良くする

2 つま先を上下させ、ふくらはぎの筋肉を動かす

ふくらはぎを下からもみ上げても効果あり

3 座ったまま膝を上げ下げする

水分摂取の注意点

少量を小まめに　過剰は禁物

　小まめな水分摂取は、脳卒中や旅行者血栓症（エコノミークラス症候群）など心臓血管系の病気を予防する大切なポイントの一つです。ただし、過剰に水分を取り過ぎると、かえって健康を害することがあります。水分摂取の注意点について聞きました。

―水は人間にとって最も大切ですね。
「成人の体重の60％は水で構成されています。2016年５月に

北海道で7歳の男児が行方不明になり、6日後に無事保護された
ケースは、水分を摂取できたことが生死を分けた最大のポイ
ントとされています」

　—旅行者血栓症などの予防は水分を大量に取れば取るほどいいの
ですか。

　「大量の水を頻回に連続して摂取すれば、血液内のナトリウ
ムの濃度が薄まる水中毒という病態になり得ますが、よほど大
量でない限り、取り過ぎた水分は尿に排泄されます。しかし、
心不全などを起こしやすい心臓疾患のある人や、腎臓疾患があ
り、水分摂取を控えるように医師の指示を受けている人は、取
り過ぎに注意が必要です。少しずつ小まめに取りましょう」

　—では、1日の水分の必要量はどれぐらいでしょうか。

　「体から出ていく分は、通常は、気道や皮膚から意識せず蒸
散する水分が約900ミリリットル、尿や便の中に約1500ミリリ
ットル程度とされます。水分として意識しない食べ物から約
800ミリリットルの水を摂取しているとすれば、汗として出て
いく分を考えると、1500〜2000ミリリットル程度は水分として
必要といえます」

　「しかし、水分の必要量は気温や湿度、活動レベル、個人の
代謝能力などによって大きく変わります。激しい運動や体を使
う労働や作業など、大量の発汗などにより水分必要量が2〜3
倍になることもあります。心臓疾患や腎臓病などの患者さんは
水分摂取の制限が必要な場合もありますので、主治医に相談さ
れる方がよいと思います」

　「地震の影響で、クーラーが使えない場所での生活を余儀な
くされる場合など、夏場には特に熱中症予防のため、小まめな

水分摂取が必要になります」

　—体が適切な水分状態か、自分でチェックできますか。

　「日常生活でチェックできることは、体重と尿の色や回数です。濃い色の尿や１日３回以下の排尿などは脱水の可能性があります。体重が数日で２〜３キロ増加した場合も心不全や腎不全などで、体に水分が過剰に貯留している溢水（いっすい）状態になっていないか注意が必要です」

　—水分は何で取ればいいのでしょうか。

　「水やカフェインレスの茶系飲料が手に入りやすく、これを小まめに摂取するのがよいでしょう。スポーツや屋外作業などで大量に汗をかく場合は、ナトリウムなどのミネラル成分も一

水分摂取の注意点

●取り過ぎに注意が必要な人

例・心不全などを起こしやすい心臓疾患の人
・腎臓疾患があり水分摂取を控えるよう医師の指示を受けている人

●尿が濃い、排尿が１日３回以下は、脱水の可能性

●体重が数日で２〜３キロ増加した場合は、体の水分が過剰な溢水状態

●水分の必要量…１日1500〜2000ミリリットル程度

・ただし、気温や湿度、活動レベル、個人の代謝能力などで大きく変わる
・大量の発汗などで水分必要量が２〜３倍になることもある

緒に摂取する必要があり、スポーツドリンクや経口補水液なども勧められます。感染性胃腸炎などで嘔吐や下痢が続くときも同様です」

「ただ、スポーツドリンクや清涼飲料水には糖分が多く含まれているものがあり、大量に連続して摂取すると、糖尿病が急激に重症化することがあります。『ペットボトル症候群』といい、糖尿病や血糖値が高めの方は特に注意が必要です」

宮尾雄治さん／国立病院機構宮崎病院院長

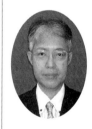

■みやお・ゆうじ
芦北町（旧田浦町）出身、熊本大学医学部卒。1999年から国立病院機構熊本医療センター勤務。2019年4月から国立病院機構宮崎病院（宮崎県川南町）副院長、2020年4月から院長。日本内科学会総合内科専門医、日本プライマリ・ケア連合学会指導医、日本循環器学会専門医、宮崎県では認知症サポート医や医療事故調査支援委員会委員などを務める。「着眼大局、着手小局」を念頭に医師少数地域の病院運営に奮闘中。

被災者の心のケア

気付き、声掛け、傾聴を

　日本各地で災害が頻発していますが、熊本県でも平成28年熊本地震や令和2年7月豪雨など大きな災害に見舞われました。被災による生活再建の進み具合や環境の変化などが被災者のメンタルヘルスに影響すると指摘されています。被災者の心理面の変化や、悩みを抱える被災者の話を聞くポイントについて、玉名病院(玉名市築地)の矢田部裕介医師(精神科医、元熊本こころのケアセンター長)に聞きました。

　—被災後に見られる被災者の心の変化を教えてください。
　「一般に、被災後の気持ちが混乱する『茫然自失期』を経て、被災地が連帯感に包まれるような『ハネムーン期』(高揚期)を迎えます。その後、住民の疲れがピークに達し、不満が募ったり、対人関係のトラブルが起きたりする『幻滅期』に入ります。幻滅期は数年続き、『再建期』に入りますが、その時期に問題となるのが、『はさみ状格差』という現象です。過去の震災でも問題になっています。生活再建がスムーズに進む人は精神的に立ち直っていきますが、生活再建が困難な人との間で、はさみを開いたように格差が広がり続けます。この『格差感』や『取り残され感』から、メンタルヘルスの危機を抱えてしまいます」
　—どのような危機でしょう。
　「被災者にはしばしば、うつや不眠、食欲低下、酒量の増加、

閉じこもりといったストレス反応が見られます。この状態を放置したり、こじらせたりすると、うつ病や適応障害、アルコール依存症、PTSD（心的外傷後ストレス障害）といった精神疾患を来します」

―だからこそ、継続的な被災者の心のケアが必要ですね。

「ストレス反応の段階で気付き、きちんとケアすることで病気を防ぐことができます。ただし、自分では心の変調に気付かなかったり、悩みを自分一人で抱えてしまったりすることも多いと思われます。悩みを抱え、気持ちが落ち込んでいる人に周囲が気付き、声を掛け、話を傾聴することがとても大切です」

―周囲の人はどのように話を聴いたらいいでしょうか。

「話を聴くポイントは『かきくけこ』です。これは熊本県精神保健福祉センターが考案した話の聴き方で、確認・共感・繰り返し・傾聴・肯定を心掛けるというものです」

―具体的に教えてください。

「まず、『け』の傾聴から説明しましょう。相手の気持ちや考えに寄り添うような姿勢で、また表情や声のトーンなど、できるだけ相手に合わせて聴きましょう。相手の『沈黙』も大切に。基本的には待つ姿勢です」

―「か」は「確認」ですね。

「確認は、質問を通して相手への理解を深めるということです。例えば『少しつらそうに見えますが、体調はいかがですか』と声を掛けるのです」

―「き」は「共感」です。

「共感では、相手の立場に立って、どのような気持ちなのか想像し、その気持ちを言葉にして相手に伝えましょう。『その

ような状況ですと、とてもつらい気持ちになってしまいますね』
という伝え方ですね」

　―「く」は「繰り返し」。

「相手の話の中の大切な言葉、キーワードを繰り返すように
します。特に相手の気持ちに焦点を当てるとよいでしょう。相
手が『生きていくのがとてもつらいんです』と話したら、『そう、
生きていくのがとてもつらいんですね』というように、相手の
心情を捉えて、気持ちを表している言葉を反復するようにする
のです」

　―「こ」は「肯定」ですね。

話の聴き方の「かきくけこ」

か　確認　質問を通して相手への理解を深める

(例)「少しつらそうに見えますが、体調はいかがですか」

き　共感　相手の立場に立って、どのような気持ちなのか想像し、その気持ちを言葉にして相手に伝える

(例)「そのような状況ですと、とてもつらい気持ちになってしまいますね」

く　繰り返し　相手の話の中の大切な言葉(キーワード)を繰り返す→特に気持ちに焦点を当てるとよい

(例)相手「生きていくのがとてもつらいんです」、聞き手「そう、生きていくのがとてもつらいんですね」

け　傾聴
- 相手の気持ちや考えに寄り添うような姿勢で、話を聴く
- 表情や声のトーンなど、できるだけ相手に合わせて聴く
- 「沈黙」も大切に扱う→基本的には待つ姿勢で

こ　肯定　相手の気持ちや考えをありのままに認める

(例)「そんなふうに考えるんですね」

「肯定とは、相手の気持ちや考えをありのままに認めることです。例えば『そんなふうに考えるんですね』や『そういうことで、とてもつらい状況なんですね』などというものです」

―だれでも実践できますね。

「心のケアは、専門家だけにしかできないというわけではありません。アドバイスを焦らずに、必要があれば相談機関につなぐようにしてください」

【こころの相談窓口(熊本県内)】
　○熊本県精神保健福祉センター　　　　　☎096-386-1166
　○熊本市こころの健康センター　　　　　☎096-362-8100
　○熊本いのちの電話　　　　　　　　　　☎096-353-4343
　(毎日午後4時〜9時および毎月10日はフリーダイヤル)0120·783·556
　○熊本こころの電話　　　　　　　　　　☎096-285-6688

被災と飲酒問題

心情に共感、肯定的助言を

　災害を機に、アルコール依存症など、被災者がもともと抱えていた問題の顕在化が指摘されています。熊本地震でも、飲酒に関連するメンタルヘルスの問題が見られており、対策が求められています。

―熊本地震以降は、どのような状況ですか。

「熊本県精神保健福祉センターに寄せられたアルコール問題に関する相談は、2015年度には58件でしたが、熊本地震を経て

2017年度には211件と3.6倍に急増しました」

　「被災者の心のケアに取り組む熊本こころのケアセンターでは、2016年10月から2021年9月の5年間で延べ999件の訪問支援を行いましたが、このうち71件はアルコール依存症を抱えた被災者の対応でした。地震の前からアルコール依存症があり、被災者支援機関の見守り等により相談につながった例が多い一方で、中には被災ストレスで酒量が増えたという例も見られました」

　—お酒に溺れてしまう心理的な背景は何でしょうか。

　「背景には、生きづらさ、心理的苦痛があります。お酒以外に心理的苦痛の緩和方法を知らないため、酒を飲んでしまうのです。言い換えると、泳げない人が浮輪に必死でしがみついているようなものです」

　—そこが依存なのですね。

　「単に『お酒をやめなさい』と言うのは、泳げない人に『浮輪を手放しなさい』と言うのと同じで、効果は見込めません。浮輪を取り上げる前に、まず泳ぎ方を教えます。苦痛の緩和手段である酒を取り上げる前に、酒のやめ方、減らし方を教える必要があるのです」

　「依存症になる一歩手前のハイリスク飲酒の方には、節酒指導が依存症の予防につながります。一方、すでに依存症レベルとなった方には、依存症の専門病院による断酒指導が必要となります」

　—アルコール依存症かどうか自分でも判断できますか。

　「CAGE（ケージ）という質問紙法があり、4項目のうち二つ以上あてはまると、アルコール依存症の可能性が高いと

考えられます。酒量を減らす(Cut down)、批判にいらだつ(Annoyed by criticism)、罪悪感(Guilty feeling)、迎え酒(Eye-opener)がキーワードです」

　—お酒を減らすアドバイスのこつはどんなことですか。

　「具体的な数値目標を掲げるのがよいです。『お酒はほどほどにしてください』ではなく、どれだけ飲んでいるかを把握した上で、少しずつ達成できそうな目標を設定します。例えば『焼酎３合から２合半に減らしてみましょう』『休肝日を週に２日つくりましょう』。飲んだ量を記録する『飲酒日記』を付けるだけでも、量が減ることがあります」

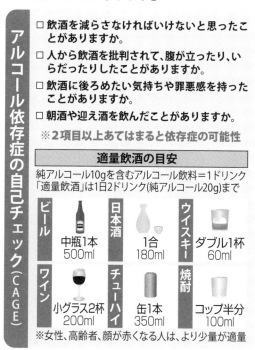

アルコール依存症の自己チェック(CAGE)

□ 飲酒を減らさなければいけないと思ったことがありますか。

□ 人から飲酒を批判されて、腹が立ったり、いらだったりしたことがありますか。

□ 飲酒に後ろめたい気持ちや罪悪感を持ったことがありますか。

□ 朝酒や迎え酒を飲んだことがありますか。

※2項目以上あてはまると依存症の可能性

適量飲酒の目安

純アルコール10gを含むアルコール飲料＝1ドリンク
「適量飲酒」は1日2ドリンク(純アルコール20g)まで

ビール	日本酒	ウイスキー
中瓶1本 500ml	1合 180ml	ダブル1杯 60ml

ワイン	チューハイ	焼酎
小グラス2杯 200ml	缶1本 350ml	コップ半分 100ml

※女性、高齢者、顔が赤くなる人は、より少量が適量

—その気になってもらう伝え方のポイントはありますか。

「例えば『お酒を控えなければ早死にしますよ』というような否定的な内容は、伝わりにくいです。これを肯定的に『お酒を控えれば健康になりますよ』、さらに『確かに節酒することは楽じゃありません。でも健康になりますよ』とすれば、肯定的かつ相手の心情に共感したメッセージになり、伝わりやすくなります。これを心掛けてください。お酒飲みの人にきっと効果があります」

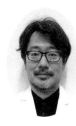

矢田部裕介さん／玉名病院医師・元熊本こころのケアセンター長

■やたべ・ゆうすけ

宮崎市出身。熊本大学医学部卒。医学博士。熊本大学病院神経精神科助教、熊本県精神保健福祉センター次長を経て、熊本地震後に開設された熊本こころのケアセンター（2017年10月開所、2022年3月閉所）で被災者の心のケアに従事。2021年からは玉名病院に勤務。日本精神神経学会専門医・指導医。日本老年精神医学会専門医・指導医。熊本県災害派遣精神医療チーム（DPAT）統括者。趣味は漫画、アニメ、ゲーム。

避難者の肺炎予防

食事、口腔ケアに留意

　大きな災害の後、感染症や心臓血管疾患などの増加が懸念され、肺炎で亡くなった「災害関連死」の方が出ました。呼吸器疾患に詳しい高野義久・たかの呼吸器科内科クリニック院長（八代市）に、避難者を想定した肺炎予防について解説してもらいました。

　—被災した高齢者の肺炎発症が懸念されます。

　「肺炎は風邪をひいた後、傷んだ気道に細菌感染を起こしたり、口腔内の細菌を誤嚥したりして、引き起こされる場合が多いです。重症化しやすく、死亡率が高いのは高齢者。肺炎の死亡者はほとんどが70歳以上で、特に80歳以上は死亡率が高まります」

　—年齢以外に要因はありますか。

　「慢性疾患、特にCOPD（慢性閉塞性肺疾患）、脳血管疾患などの基礎疾患がある方、悪性腫瘍で治療中の方は肺炎になりやすいです」

　「災害前に比べ体重が3キロ以上減っていたら要注意です。低栄養は女性より男性、75歳以上に多く、免疫が低下します」

　「誤嚥による肺炎は治療が効きにくく、再発、重症化しやすくなります。嚥下機能低下の有無を確かめるには、30秒間、唾を繰り返し何度も飲んでもらいます。3回以上できる場合はほぼ問題なし、2回以下は誤嚥の疑いありです。また、歯磨きが1日1回以下や歯周病、歯周病により歯を失っている方も要注

意です」

　―たばこを吸う人やよくお酒を飲む人はどうでしょうか。

　「喫煙者が肺炎にかかるリスクは吸わない人の2倍、死亡率は1.2〜1.6倍もあります。受動喫煙も喫煙と同様の悪影響が出ます。アルコールを毎日飲む方は口腔内に有害な細菌が多くなりますし、飲酒すると誤嚥しやすくなります」

　―予防の方法を教えてください。

　「まず基礎疾患の治療です。バランスの良い食事を心がけ、体重減少を災害前から2キロ以内に抑えましょう。誤嚥の予防として、顎を引きゴクンとゆっくり飲み込む、座って食べる、食べ物を一度にたくさん頬張らない―といった工夫があります」

　―口腔ケアも大切だそうですね。

　「総入れ歯であっても、食後できれば1日3回、口腔用の軟らかいブラシで上顎、頬と歯茎の間、舌などをきれいにしてください。可能なら、歯科で歯石の除去も。口腔ケアをしっかりすれば誤嚥性肺炎のリスクは半減します」

　―他に習慣づけることはありませんか。

　「機会を捉えて禁煙しましょう。飲酒はできるだけ控え、飲まない日を設けます。毎日体を動かし、寝たままよりは座った姿勢でいることも大切です。一般的な感染症の予防と同様に、手洗い、うがい、マスク着用、せきエチケットも重要です」

　―肺炎が疑われる症状は。

　「風邪の後のせきの持続や悪化、発熱、悪寒、呼吸困難や胸痛です。ただし高齢者の場合、このような訴えが目立たず、食欲不振、元気のなさなどが前面に出ることもあります。周囲も目配りを

して、気付いたら最寄りの医療機関を受診してください」

「避難者の方は精神的ストレス、栄養の偏り、運動不足、衛生的ではない生活など、リスクが高いと思います。肺炎の予防を意識し、発症の危険性を高める要因を減らすよう努め、万一症状があった場合は早めに対処してほしいです」

復興には、まず健康
―肺炎を予防しましょう―

✓**禁煙**
喫煙をすれば
肺炎発症は2倍になります

✓**口腔ケア**
口の中をきれいにすれば
誤嚥性肺炎は半分になります
食後の歯みがきの励行を

くまもと禁煙推進フォーラムのポスターから

　　　※高野義久医師の略歴は第1章「高齢者」60ページ参照

避難生活

睡眠・運動・水、確保して

　熊本地震の発生後、被災者に増えるエコノミークラス症候群（旅行者血栓症）や心不全といった心臓血管系の病気を防ぐため、日本循環器学会、日本心臓病学会、日本高血圧学会の3学会が、避難所など不自由な環境でもできるだけ守るべき生活上の注意をまとめました。みずの内科・血圧心臓クリニック（合志市豊岡）の水野雄二院長に聞きました。

　—熊本地震では最大18万3000人が避難し、避難所や車中泊など厳しい生活を強いられました。

　「まず大切なのは睡眠です。私も当時、避難所で寝泊まりしましたが、周りの人に気を使い、慣れない床の上で、いつ地震が来るのか考えると、とても熟睡はできませんでした。しかし、避難が長期化すると睡眠障害が起きやすく、体に多くの問題を引き起こします」

　「避難所でも夜間は消灯し、アイマスクや耳栓の使用など個人の工夫も加え、『6時間以上の睡眠の確保に努める』ことが重要です。エコノミークラス症候群の原因となる脚の血栓（血の塊）ができないよう、寝る際は脚を伸ばす工夫も重要となります」

　—定期的な運動が大事なのですね。

　「1日20分以上の歩行をお勧めします。エコノミークラス症候群の予防にもなりますし、昼間日光を浴びて運動することは良質の睡眠をとる一つの工夫となります」

「3学会は、水分確保も重要で、一般的な目安は1日1リットル以上、トイレの回数が増えても水分は十分取るよう求めています。今後気温の上昇とともに脱水や熱中症が心配されます。小まめに清潔な水分の確保をお願いします」

―被災者には、高血圧の人も少なくありません。

「災害後はストレスや睡眠不足も加わり、血圧が上がりやすくなります。一時的に上昇しても慌てる必要はありませんが、まずは十分な睡眠と減塩に努めてください。改善には野菜や果物などが有効で、無塩のトマト・野菜ジュースも良いでしょう。血圧の薬を内服中の方は、やめずに続けてください」

―感染症も懸念されます。

「避難所では、新型コロナやノロウイルス、インフルエンザなどのウイルス感染症に注意が必要です。3密を避けて、特に手洗いの方法やトイレの使用法などを徹底し、可能ならアルコール消毒も十分に行い、予防に力を入れることが重要です。マスクを付け、定期的に換気をしましょう」

―心臓疾患も心配です。

「心不全を防ぐには減塩の他、体重管理が重要です。体重の増減は災害前と比べ2キロ以内に抑えたいところです。心臓疾患は、夜間から朝方に多く発生します。心臓血管障害があり、夜に薬を服用する方は、服用を忘れないようにご注意ください」

―緊急に対処すべき症状を教えてください。

「持続する胸痛や息苦しさ、下肢の顕著なむくみ、冷や汗を伴う動悸、発熱、下痢、嘔吐、長引くせき、意識低下、まひ、ろれつが回らない(脳卒中の疑い)などです。すぐに救急病院を受診してください。特にたばこは生命最大の危険因子ですので、

ぜひ禁煙をお願いします。避難所の出入り口で喫煙すると受動喫煙が生じ、周りの方にも狭心症や心筋梗塞、呼吸器疾患などを引き起こします。ご注意ください」

災害後の心臓血管系の病気を防ぐ生活上の注意点

睡眠の改善	6時間以上が望ましい
運動の維持	1日20分以上の歩行を
血栓の予防	水分摂取の目安は1日1リットル以上
良質な食事	減塩しカリウムを多めに
体重の維持	災害前と比べ増減2キロ以内に
感染症予防	マスク着用、手洗い励行
薬の継続	降圧薬などは必ず継続を
血圧の管理	上が140以上なら医師に相談
禁　煙	病気のリスクが高まる災害後こそ禁煙を

日本循環器学会など3学会作成のガイドラインから

水野雄二さん／みずの内科・血圧心臓クリニック院長

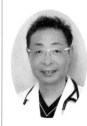

■みずの・ゆうじ
人吉市出身、熊本大学医学部卒。熊本大学病院、熊本中央病院などを経て、2000年から熊本加齢医学研究所および熊本機能病院勤務、2013年から副院長。2022年4月、合志市豊岡に「みずの内科・血圧心臓クリニック」を開業し、院長に。日本循環器学会専門医、日本高血圧学会専門医、その他の専門は心不全、虚血性心疾患、アンチエイジング。趣味は野球と散歩、サックス。

【Dr.水野の健康講話：これはいい話（わ）】

　水野雄二医師は疾患予防に役立つ動画をユーチューブで紹介しています。高血圧をテーマに、第1話「高血圧とは」、第2話「なぜ血圧管理が難しいのか」が公開中です。

災害時の脳卒中対策

塩分控え、血圧下げて

　熊本地震のような災害時では、旅行者血栓症（エコノミークラス症候群）とともに、脳卒中や心臓病など動脈系疾患の予防がとても大切です。橋本洋一郎医師（済生会熊本病院脳卒中センター特別顧問）に災害時の脳卒中対策のポイントを聞きました。

―被災者を診察して、何か傾向はありますか。

「特に気を付けていただきたいのが血圧です。熊本地震の際、避難所や外来で血圧を測ると、ふだんよりも高くなっている人が増えていました。血圧が高くなると、脳卒中だけでなく心不全、心筋梗塞、大動脈解離などを起こしやすくなります」

―震災後に、なぜ血圧が高くなるのですか。

「震災の大きなストレスや不眠、環境の変化で、体内時計のリズムが崩れ、交感神経が亢進します。すると、腎臓の機能に異常が生じるなどして、体が塩分をため込みやすくなる『食塩感受性』という性質に変わります。インスタント食品などによる塩分摂取の増加が続くと、血圧が上昇し、脳卒中のリスクが高まります」

「血圧が高い人は塩分の制限を強く心がける必要があります。カップ麺の汁は、ほとんど飲まない方がいいです。しょうゆのかけ過ぎも禁物。"減塩効果に閾値なし"といい、塩分を減らせば減らすほど血圧は下がります」

―塩分以外の対策は。

「野菜をできるだけ食べるようにしましょう。カリウムの多い緑色野菜や、果物、海藻類を1日3種類以上取るように心掛けてください」

―水分摂取も大切ですね。

「特に心疾患がある場合は脱水で心臓に血栓（血の塊）ができやすくなっており、血栓が脳に運ばれる脳梗塞を起こしやすいです。小まめな水分摂取を心がけてください。適度な運動と併せて、旅行者血栓症の予防にもなります。ただし過剰に水を飲み過ぎると心不全を来し、心房細動があると重症の脳卒中である心原性脳塞栓症が発症するきっかけになり得ます」

「脱水は脳卒中の原因ではなく、誘因です。脳卒中予防の基本は禁煙、減塩、減量、つまり適正体重の維持です。特に禁煙と減塩はすぐ実行できる最も大切な対策で、"煙と塩から縁を切る"というわけです。喫煙は脳卒中の他、心臓病、感染症の発症リスクも高めます。避難所では受動喫煙のリスクから守るためにも禁煙は急務です」

―被災後にかかりつけ医を受診できなかったり、薬を服用できていなかったりする患者もいます。

「できるだけ速やかに受診しましょう。血圧が高ければお薬をもらってきちんと飲んでください。高血圧、糖尿病、脂質異常症の薬や抗凝固薬、抗血小板薬などはしっかり服用して、脳卒中の予防や悪化・再発の防止に努めましょう」

「被災者に限らず、生活習慣病のある人が注意すべきポイントを盛り込んでいるのが『災害時の循環器予防スコア』（作成：自治医科大学　苅尾七臣教授）です。8項目のうち、6項目以上

の達成を目指しましょう。熊本地震では日本脳卒中協会、日本脳卒中学会などが協力して、体調管理の注意事項をまとめたチラシ、ポスターを患者さんや避難所向けに配布し、活用してもらいました」

災害時の循環器予防スコア

□ 睡眠の改善	夜間は避難所の電気を消し、6時間以上の睡眠をとる
□ 運動の維持	身体活動の維持（1日20分以上は歩く）
□ 良質な食事	食塩摂取を減らし、カリウムの多い食事（緑色野菜、果物、海藻類を1日3種類以上取る）
□ 体重の維持	震災前からの増減を、±2㌔未満に保つ
□ 感染症予防	マスク・手洗いの励行
□ 血栓予防	十分な水分摂取
□ 薬の継続	降圧薬、循環器疾患の薬剤の継続
□ 血圧管理	避難所で血圧を測定し、140mmHg以上は医師の診察

※8項目で各1点。避難所単位、個人単位で6点以上を目指す

自治医科大学 刈尾七臣教授の文献を基に作成

※橋本洋一郎医師の略歴は第4章「脳神経・脳卒中」170ページ参照

第8章
患者を支える

くまもとメディカルネットワーク

情報共有し医療・介護の質高める

　熊本県医師会（福田稠会長）は、医療・介護機関が患者の同意を得て、病歴や検査データなどの情報を共有する「くまもとメディカルネットワーク」を運用しています。熊本大学病院、熊本県と連携した取り組みで、医療・介護機関の連携を深め、効率的で質の高いサービスを提供するのが目的です。熊本県医師会の医療情報担当を務める金澤知徳副会長と秋月美和理事の話をまとめました。

　―くまもとメディカルネットワークとは、どんなシステムですか。

　「くまもとメディカルネットワークは、病院、診療所、歯科診療所、薬局、訪問看護ステーション、介護施設など、利用施設をネットワークで結び、参加者、すなわち患者さんの診療や調剤、介護に必要な情報を共有して、医療・介護サービスに生かすシステムです」

　「熊本県医師会と熊本大学病院、熊本県が連携協定を結び、2015年12月に、阿蘇と水俣・芦北、人吉・球磨の3地域で先行運用しました。県医師会を事業主体とし、県地域医療介護総合確保基金を活用しています。熊本県地域医療等情報ネットワーク連絡協議会を設置して運営しています」

　―具体的にはどんな情報が共有されるのですか。

　「患者さんの病歴や薬の処方歴、検査データ、画像データなどの情報を、患者さんの同意を得た上で、熊本県医師会の専用

サーバーで管理します。これらの情報は、患者さんが許可した特定の病院や診療所、介護事業所などのパソコンで閲覧できます」

「がん、脳卒中、心筋梗塞、糖尿病、精神疾患、認知症、難病、アレルギー疾患など、さまざまな情報共有が可能になります。また、在宅、救急、地域医療、災害医療、へき地医療、周産期、小児などの各分野についても情報共有ができます。より質の高い医療や介護を受けることができるようになります」

―くまもとメディカルネットワークのような取り組みは、全国的にあるのですか。

「類似した仕組みは全国に200ほどあるといわれています。ただ、それらは、市町村や都道府県単位、地域の基幹病院の情報を閲覧するだけのネットワークになっています。くまもとメディカルネットワークのように、病院や診療所だけでなく、薬局、介護事業所、訪問看護ステーション、地域包括支援センターなどもつないで利用できる全県的なネットワークは、全国で初めてです。ここが最大の特徴であり、強みです」

―どんなメリットがあるのでしょうか。

「患者さんは通常、１つの病院だけを受診するわけではありません。複数の施設にまたがる診療情報や介護情報を、多職種で共有し連携することによって、検査や薬の重複を解消することができますし、効率的で質の高い適切な医療・介護サービスを提供できます」

―救急現場などでも活用が期待されますね。

「例えば、患者さんが救急車やドクターヘリ、防災ヘリなどで救急搬送される場合に、到着するまでの間に、文書などデー

253

タを送受信して、搬送先の病院がその患者さんの情報を共有しておけば、迅速に対応できるというわけです。救命率の向上に貢献できます」

　—現在、どれぐらいの患者や施設がネットワークに参加していますか。登録状況を教えてください。

　「2023年11月22日現在で、参加している患者さんは11万6274人に上り、利用施設は791施設あります。くまもとメディカルネットワークのホームページには、各医療圏別にネットワークが利用できる施設を表示していますので、ご覧ください」

　—くまもとメディカルネットワークの仕組みは、自然災害などの非常事態に対応できると聞きます。

　「2020年7月の熊本豪雨では、人吉・球磨や八代地方などの医療機関も大きな被害を受けました。建物が全壊して診療が不可能になったり、カルテ情報などが壊滅状態になったりした医療機関もありました。こうした経験から、『医療情報の電子化が重要』と再認識する医療・介護関係者も多くいます。『くまもとメディカルネットワークに参加して、今後は自然災害などで医療情報を損失する怖さから解放された』という声も聞かれます」

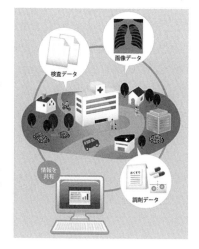

　「医療圏域別にみると、人吉・球磨では参加施設が147施設と、熊本市の238施設に次いで多くなっています。芦

北は63、八代も42あります。熊本豪雨を教訓に参加登録した施設も多いと考えられます」

　——患者はネットワークにどのようにすれば参加できますか。

「患者さんが参加するためには、くまもとメディカルネットワークを利用している病院、診療所、歯科診療所、薬局、訪問看護ステーション、介護施設などに、参加同意書を提出することが必要です。これらの利用施設に『参加のお願い』というリーフレットがありますので、お受け取りください。その中に参加同意書があります。利用施設のスタッフの説明を聞いていただくか、くまもとメディカルネットワークのホームページの説明をご覧ください」

　——患者の個人情報を保護するためのセキュリティー対策はどうなっていますか。

「外部から侵入できない医療情報専門のネットワーク回線を使い、データは専用サーバーで管理されます。患者さんの情報はすべて暗号化されますので、安心してください」

　——患者は参加する際に、費用がかかりませんか。

「無料で参加いただけます。また、診療費や調剤費、介護費などの自己負担分は、通常と変わりません」

　——今後の方向性を教えてください。

「まず、これからもっとネットワークの利用施設と患者さんの参加が増えるように努めます。また、若い世代の方々に利用してもらうため、スマートフォンでも登録ができるようアプリを開発します。熊本県の構想では、医療データを活用して、新産業の創出や学術研究に生かす体制を構築するとしています。新薬や健康食品の開発の他、運動・食事療法などの健康づくり

関連の新サービスにつなげることが考えられています。課題を議論し協力して進めていきます」

【問い合わせ】くまもとメディカルネットワーク サポートセンター

（公益社団法人　熊本県医師会）
フリーダイヤル　0120・25・3735
ファクス　096-211-9926
（受付）午前9時～正午、午後1時～5時
（土・日、祝日、熊本県医師会の休日を除く）
メール　support@kmn.kumamoto.med.or.jp

金澤知徳さん／熊本県医師会副会長

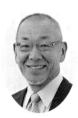

■かなざわ・とものり
熊本市出身、久留米大学医学部卒。順天堂大学臨床病理学教室、国立熊本病院循環器科を経て1985年より青磁野病院に勤務。1987年に院長、1999年に理事長就任。2003年、青磁野リハビリテーション病院に改称。熊本県医師会の医療情報担当副会長、熊本県介護保険施設連絡協議会会長。在宅医療・地域リハビリ分野の政策推進に関わる。関連団体との交流も長く、「地域包括ケアの充実した街づくり」の推進を担う。趣味はバンド、作曲、スキー、野宿。

秋月美和さん／熊本県医師会理事

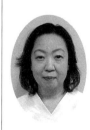

■あきづき・みわ
熊本市出身。1994年、久留米大学医学部卒。医学博士。乳腺外科医。熊本大学大学院、愛知医科大学乳腺内分泌外科助手、熊本市民病院などを経て、2007年、熊本市中央区帯山に「みわクリニック」開院、院長に就任。熊本県保険医協会副会長。NPO法人ピンクリボンくまもと代表理事も務める。幼少期からお茶の稽古を始め、裏千家茶道正教授。

🐾にゃんコラム　　創薬の意欲削がない薬価制度に

　莫大な開発資金を投じて、画期的な新薬を開発し、たくさんの適応を取得しても、薬価が相次ぎ引き下げられてしまう—。「市場拡大再算定ルール」という日本の薬価制度は、新薬開発の努力がなかなか報われにくいという問題点を抱えています。創薬への意欲を削がないよう、広く議論し見直すべきではないでしょうか。

　保険が適用される薬の価格は公定価格の「薬価」と呼ばれ、国が薬ごとに全国一律で定めています。処方箋なしで買える市販薬とは違って、製薬会社などが価格を自由に決めることはできません。厚生労働省の審議会で、医師や医療保険の関係者らが議論して決めています。

　市場拡大再算定は、医薬品の年間販売額が予想を超えた場合などに、薬価を引き下げるという仕組みです。しかし、特許期間中の有力な新薬であっても、売れ過ぎれば価格を強制的に引き下げられてしまうことになるのです。これでは企業からすれば、先進的な新薬の導入に二の足を踏むことになりかねません。

　米国の製薬大手メルクが開発した、がん免疫チェックポイント阻害薬「キイトルーダ」は、画期的な新薬として登場し、国内では2016年9月に製造販売が承認されました。

　ただ、同時期に高額なオプジーボの薬価見直し議論が進んでいたため、メルクの日本法人MSDは保険適用の申請を見送っていました。MSDは治療を希望する患者の要望に応えるため、発売までの間、治験に参加した医療機関などに無償提供したそうです。

　キイトルーダは、これまで19の適応を取得し、さらに8つの適応症で開発を進め、現在、87の試験を国内で行っています。しかし販売数量は増加しているものの、2017年2月の発売から2021年8月にかけ、再算定によって4回も大幅に引き下げられ、薬価は発売時のおよそ半分にまでダウン。販売数量は伸び、多くの患者に使われても、売り上げは伸びていません。せっかく適応が拡大しても再算定につながるのであれば、適応拡大への投資は困難になるかもしれません。

　少子高齢化が進む中、保険財政を維持するという点からは、市場拡大再算定は一定の意義のある制度です。しかし製薬企業からみれば、イノベーションや新薬導入の遅れにつながりかねません。薬価制度の課題を広くオープンにして市民レベルで考える機会も必要ではないでしょうか。🐾

身近な総合的医療

少子高齢化が進む現代では、身近で総合的な医療である「プライマリ・ケア」の考え方がますます重要になってきています。熊本県内でも数少ない専門家、熊本大学病院地域医療支援センターの高柳宏史特任助教（日本プライマリ・ケア連合学会認定指導医）に聞きました。

—プライマリ・ケアの意味を教えてください。

「プライマリ・ケアの定義や意味合いは幅広いのですが、ごく簡単に言うと、『身近にあって、何でも相談に乗ってくれる総合的な医療』のことです」

「米国国立科学アカデミーの定義では『患者の抱える問題の大部分に対処でき、かつ継続的なパートナーシップを築き、家族及び地域という枠組みの中で責任を持って診療する臨床医によって提供される、総合性と受診のしやすさを特徴とするヘルスケアサービスである』とされています。皆さんのあらゆる健康上の問題や疾病に対して、身近な立場で総合的・継続的、全人的に対応するものです」

—「プライマリ」とは。

「本来、プライマリは『プリマ（主役）』に由来する語で、初期、近接、基本といった意味に加え『重要な』という意味も含まれています。プライマリ・ケアは、少子高齢化社会が進む今後、地域の医療を担う重要な役割を果たすことになります」

―プライマリ・ケアの背景にある考え方を教えてください。

「プライマリ・ケアの特徴を表す五つの理念を紹介しましょう。それは、近接性、包括性、協調性、継続性、責任性です」

「まず近接性ですが、特に地理的に近く足を運びやすいことが挙げられます。経済的、時間的、精神的な受診や相談のしやすさ、かかりやすさを目指すことも求められています。また、包括性とは、患者さんの日常的な問題について、性別や年齢、臓器にとらわれず診療を行い、そして、そこに予防や健康増進を取り入れることです」

「地域の中でそれぞれの医師が個別に実践することには限界があります。専門医や他の職種との連携を深め、幅広い視点からニーズに応えていくことが求められます。協調性には、多職種連携を展開し、社会資源を適宜バランス良く用いることや、地域住民と協力して健康問題に取り組むことなど、幅広い概念を含みます」

―責任性、継続性とは何ですか。

「責任性は、十分な説明の中で患者さんと意思疎通すること、また、医療内容の質の維持・見直し、プライマリ・ケアに関わる医療者の生涯教育や、プライマリ・ケアに携わる医療者の後進育成についても責任をもって実践していくことです。このような視点から、1人の住民の人生に寄り添って、医療、福祉、介護、保健を提供し続けていく継続性がプライマリ・ケアの根幹をなすといえます」

―2025年には団塊の世代が全て後期高齢者に達し、それ以降も高齢者が増えていきます。

「一般に高齢者は1人で認知症、生活習慣病、腰や膝の問題

など複数の疾患を持っています。従来、日本では臓器別や疾患別の専門医などが経験的にプライマリ・ケアを提供してきました。医療は高度化に伴って専門化、細分化が進んでいます。臓器別の専門医は分析的に人間の身体を診ます。しかしながら、誰が統合的に、全人的に患者を診ていくのでしょうか」

「一般に、かかりつけ医とはいっても、臓器別または疾患別のかかりつけ医であることが多いでしょう。患者、家族、地域が抱える複雑な医療課題や、介護との関係、医師や診療科、医療資源の偏在などを考えると、プライマリ・ケアやプライマリ・ケアを担う医療者の役割は今後さらに重要性が増していくと考えます」

プライマリ・ケアの五つの理念

近接性	地理的、経済的、時間的、精神的な「かかりやすさ」
包括性	①予防から治療、リハビリテーションまで ②全人的医療 ③Common disease(よくある病気) を中心とした全科的医療 ④小児から老人まで
協調性	①専門医との密接な関係 ②チーム・メンバーとの協調 ③Patient request approach（住民との協調） ④社会的医療資源の活用
継続性	①「ゆりかごから墓場まで」 ②病気のときも健康なときも ③病気のときは外来-病棟-外来へと継続的に
責任性	①医療内容の監査システム ②生涯教育 ③患者への十分な説明

プライマリ・ケアと受療行動

一次医療でほぼ完結

　身近で総合的な医療である「プライマリ・ケア」は、患者が医療機関を受診する受療行動や医療の提供体制の面から見ても、重要な役割を果たしています。

―海外では、プライマリ・ケアが進んでいますか。

　「2018年10月に新たなプライマリ・ケアに関する国際宣言として『アスタナ宣言』が採択されたように、世界的に重視されています。特に英国やオランダなど多くの国で定着しています。英国では公的医療費の大半を税金で賄う国民保健サービス（NHS）が整備され、二次医療や三次医療を受ける場合は、原則として『家庭医』（GP）と呼ばれるプライマリ・ケア専門医の紹介が必要となります。国民はGPが勤務する診療所への登録が義務づけられています」

　「プライマリ・ケアが発達している国では、患者の健康問題の90％強はプライマリ・ケアだけで完結しています」

―医療機関には診療所、中小病院、大学病院や総合病院など、さまざまな種類があります。

　「医療は一次医療、二次医療、三次医療に分けられます。一次医療では日常的な疾患やけが、慢性疾患など、通常の外来診療、プライマリ・ケアを主に診療所が担当します。二次医療は、専門医療や入院治療を必要とする患者に提供される医療です。地域の中核的病院や専門外来、一般的な入院治療を行う病院が担

261

当します」

「そして三次医療は、二次医療機関では対応できないような高度に専門性の高い医療を提供する大学病院や総合病院が担当します」

—日本の医療は「フリーアクセス」といわれます。

「国民皆保険に基づき、健康保険証があれば全国どこでも医療を受けられる日本の制度は、世界に誇る大きな特徴です。かかりつけ医も複数持つことができます。ただ、日本では患者さんがいきなり総合病院や大学病院などを受診する『大病院志向』が強い傾向があります。プライマリ・ケア、つまり診療所などで対処が可能であっても、中小病院や大学病院、総合病院を受診することが少なくありません」

「2016年度から紹介状なしに大病院を受診する際は、定額の負担が必要になりました。しかし、プライマリ・ケアが充実すれば、患者さんの適切な受診を支援でき、大病院を受診できない不安の解消と、非効率な現状の改善につながります」

—日本の受療行動には、どのような特徴がありますか。

「日本人の一般住民1000人について、1カ月間の健康問題の頻度と、どのように対処したかを調査した2017年の論文があります。1000人のうち約800人が何らかの病気やけがなど体調異常を訴え、このうち約450人が薬局などで買える一般医薬品（OTC）を使用しました。診療所の外来を約200人が受診し、病院の外来を約60人が受診しました。病院に入院したのは6人でした」

—この結果には、どのような意味がありますか。

「患者さんが求める医療ニーズの大半である日常的な疾患や

262

けがを幅広く診るプライマリ・ケアの体制がさらに充実すれば、海外のようにそのほとんどに対応し完結できるようになります」

　—プライマリ・ケアを支える人材は。

　「国内では、診療所や病院などで長く地域の診療を支えている医師が担当しています。最近、プライマリ・ケアを専門とする医師の育成が始まっています」

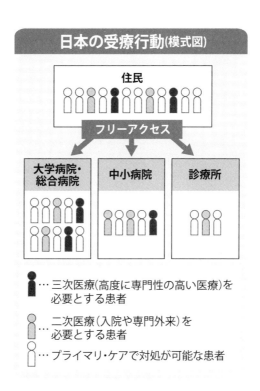

基本領域に「総合診療」も

　外来や在宅、病棟での診療で幅広い健康問題に対応する
プライマリ・ケアは、地域の医療を支える重要な役割を担
います。2018年度から新たな専門医の育成が始まりました。

―プライマリ・ケアの専門医に関する経過を教えてください。

「2010年に旧日本プライマリ・ケア学会、旧日本家庭医療学会、
旧日本総合診療医学会の3団体が合併し、プライマリ・ケア領
域で国内最大の学術団体である日本プライマリ・ケア連合学会
が誕生しました。そして、プライマリ・ケアの専門医として家
庭医療専門医の養成に尽力しています」

―専門医は何人いますか。

「連合学会が認定する家庭医療専門医は全国に1126人(2023年
2月時点)で、熊本では私を含めて10人が専門医を取得してい
ます。全国の医師数が約33万9600人、熊本県で約5400人ですの
で、まだわずかです」

―家庭医療専門医は、どのような活動をしていますか。

「2014年の調査では、90％以上が高齢者ケアや個人の健康増
進・疾病予防に携わり、創の縫合を実施していました。50％以
上が乳幼児の予防接種を実施し、40％以上が地域全体の健康度
を向上するための活動に携わっていました。また、69％は在宅
医療を行い、そのうち89％は在宅での看取りや終末期ケアを行
っていました。このような結果から、今後の地域社会のさまざ

まなニーズの変化にも家庭医療専門医は応え得ることがうかがえます」

　—新しい専門医制度も始まっていますね。

　「これまでの専門医制度は臓器別、疾病別に高度に専門化・細分化しています。大学病院や総合病院などで診療するような、非常にまれな疾患にも対応できるスペシャリストを養成するものです」

　「2018年度から始まった新しい専門医制度は、内科、小児科、外科など基本領域の専門医を取得した上で、消化器病、循環器、呼吸器といったサブスペシャルティ領域の専門医を取得する２段階制を基本としています。日本専門医機構が認定します。19番目の新しい基本領域として今回『総合診療』が加わりました。2018年度から2023年度までの５年間で、全国で1326人が、熊本県で20人が総合診療の専門研修を開始しています。熊本大学の専門研修プログラムでは、12人が研修し、うち５人が専門医を取得しています。専門医取得後は、熊本県内の医療機関で総合診療を実践しています」

　—総合診療専門医の役割は。

　「プライマリ・ケアの現場でさまざまな健康課題を抱える患者さんに対応するため、幅広い診療能力が必要です。患者さんを総合的に診療し、臓器別専門医に診てもらうべきか、自身の力量で診療できるかを見極める医療の案内人や代理人の役割を持ちます。そのため患者さんとの対話を重視しつつ、患者さんのニーズや経験、生活実態などに沿って全人的に、そして継続的に対応していくことが求められます」

　—海外では、プライマリ・ケアが進んでいます。

「プライマリ・ケアが定着している英国では、医師全体の3割弱を占めるGP（総合診療医）が患者の9割を支えており、医学部卒業生の約5割はGPを選択しています。しかし、日本では毎年医師国家試験に合格する約9000人のうち、プライマリ・ケアを自らの専門領域として選択するのは200人に満たないです。まだ養成のペースとしては少なく、人材の育成が大きな課題となっています」

「熊本県内には長年プライマリ・ケアの領域に従事してこられた先生方が多くいらっしゃいます。そうした方々と今後のプライマリ・ケアの充実を進めていきたいと思います」

新たな専門医制度の基本設計

サブスペシャルティ領域
（21領域、今後さらに増える予定）

- 内科関連 13 領域
- 外科関連 6 領域
- 放射線 2 領域

（例）アレルギー、感染症、リウマチ、放射線治療、放射線診断など

※専門医の領域は、基本領域の専門医を取得した上で、サブスペシャルティ領域の専門医を取得する2段階制が基本

基本領域（19領域）

- 内科
- 小児科
- 皮膚科
- 精神科
- 外科
- 整形外科
- 産婦人科
- 眼科
- 耳鼻咽喉科
- 泌尿器科
- 脳神経外科
- 放射線科
- 麻酔科
- 病理
- 臨床検査
- 救急科
- 形成外科
- リハビリテーション科
- **総合診療**

過剰な診療防ぐ

医師と患者対話進めて

　患者にとって検査や治療が本当に必要で十分なものか、判断するのはとても難しいことです。米国では、過剰で不必要な診療を防ぐため、医療の賢い選択を目指す「Choosing Wisely（チュージング・ワイズリー）」という運動が普及しています。

　──過剰な医療行為は、なぜ生じやすいのでしょうか。

　「医療自体、もともと過剰になりやすい面があります。医療者には患者さんの苦痛や不安を少しでも取り除きたい、救いたい、何かできないかという気持ちがあります。それがややもすれば、過剰とみられる検査や治療につながりかねないのです」

　──過剰な医療に関する国内のデータはありますか。

　「具体的なデータはありません。ただ、一般に、PET-CTによる検診、人間ドックにおける腫瘍マーカーの測定、くも膜下出血の兆候が本人になく、家族にも病歴がないのに脳ドックを実施する──などは、臨床医から過剰ではないかと指摘されることがあります」

　「もちろん検査や治療は必要な方には必要であり、本当に必要かどうかを考えるべきなのです」

　──医療者側も患者に頼まれたら断りにくい面もあるでしょう。

　「エビデンス（科学的な根拠）では推奨されていないとしても、その患者さんのこれまでの人生や背景、受けてきた医療の文化

を考えて、検査や処方をすることはあります。患者さんが希望すれば、対応することが比較的多いように思います」

―早期発見の重要性がよくいわれます。

「がんの場合、あまりに早く発見しようとしても、微小ながんは見つけられない場合があります。一方で、病気ではないけれども、陽性と出る場合があります。これが偽陽性で、その方は不安感から検査をたびたび受けたりすることになります。患者さんは『自分はがんを抱えている。でも医療機関では見つからない。果たして大丈夫か』と、不安を抱えることになりかねません」

―過剰な検査のデメリットは。

「医療行為によって病気が生じることがあります。例えば、人口当たりのCTスキャンの保有台数や検査件数は主要国ではトップですし、医療被ばくも多いという報告があります。実際、医療用の放射線被ばくによるがんの発生率は、海外の２倍程度あるとの報告もあり、デメリットの一つかもしれません」

「患者さん側は医師が処方したものや医療機関が提供するものは、全て健康に良いと思っていらっしゃるのではないでしょうか。医療にはメリット、デメリットがあります。『医原病』という言葉もあるように、医療者は医療行為自体が原因で健康を害することがあることは、よく分かっています。ですから、本当にその検査や治療が必要か、患者さんや家族の方も医療者とともに考えてほしいのです」

―「Choosing Wisely」運動とは何ですか。

「2012年、米国内科専門医認定機構財団が始めたキャンペーンで、根拠が乏しいにもかかわらず実施されている過剰な医療

行為を、EBM（科学的な根拠に基づく医療）の観点から見直す
活動です。過剰な医療にならないよう、医師と患者さんが対話
を促進して、意思決定を共有することが目的です。米国では現
在70以上の学会が参加し、400を超える見直すべき過剰な医療
行為を、根拠を示す文献とともにリストアップしています」

「日本では2016年10月、『Choosing Wisely Japan』が発足し、
地道な取り組みが進んでいます。各学会が過剰な医療行為の具
体例を示していくよう期待しています」

臨床的意義の低い 5つの診療行為

1	兆候のない成人患者に対する「PET-CT検査によるがん検診」
2	兆候のない成人患者に対する「血清ＣＥＡなどの腫瘍マーカー検査によるがん検診」
3	兆候のない成人患者に対する「ＭＲＩによる脳ドック検査」
4	特異的な腹痛を訴えない患者に対する「形式的な腹部ＣＴ検査」
5	臨床的に適用のない患者に対する「形式的な尿道バルーンカテーテルの留置」

※これらの診療行為は推奨しないとするのが「Choosing Wisely」の考え方
※ただし、絶対に推奨しないわけではなく、医師と患者がよく話し合うべきとされる

各医療機関の機能を公表へ

　長らく続いた新型コロナウイルス禍によって、改めて浮き彫りとなった課題が「かかりつけ医」の役割です。感染が拡大した際に、発熱した患者らが地域の医療機関で診療を断られるケースが相次ぎ、医療提供体制の脆弱さが露呈しました。国は希望する住民がかかりつけを探して持てるように、制度設計に向けて、論議を始めています。

—かかりつけ医を持っている人は、どれぐらいいるのでしょう。

　「日本医師会のシンクタンクである日医総研が2022年3月に実施した『日本の医療に関する意識調査　臨時中間報告』では、『かかりつけ医がいる』と答えた人は55.7％でした。かかりつけ医がいない人について考えを尋ねると、『どういう医師がかかりつけ医なのか分からない』が53.6％、『どういう医師がかかりつけ医になるのか情報が欲しい』が61.3％いることが分かりました」

　「一方で、かかりつけ医がいる人では、『かかりつけ医がいて安心であった』と回答した人が88.2％、『日頃からかかりつけ医を持つことの重要性を感じた』と84.6％の人が答えています。このコロナ禍を経て、多くの人がかかりつけ医の意義を再確認する契機となったと思います」

　—かかりつけ医というと、「何でも相談できる地域のお医者さん」といったイメージがあります。住民が望む「かかりつけ医」とはど

んな姿でしょうか。

「日医総研の調査では、『かかりつけ医がいないが、いるといいと思う』と考えている人のうち71.1％の人が、『かかりつけ医に関する情報が不足している』と答えています。どの世代においても、かかりつけ医に求める役割や機能として期待されていたのは、『どのような病気でもまずは診療できる』（66.6％）、『専門医または専門医療機関への紹介』（64.5％）、そして『健康管理のための助言や継続的な指導』（57.9％）が上位を占めました」

「今後の医療需要の予測では、入院患者と外来患者はともに高齢者を占める割合が増えていく見込みで、在宅医療を受ける患者数も今後増えると予測されています。このため住民のかかりつけ医を持つニーズは、今後ますます高まっていくと考えています」

―2023年5月に、国民への情報提供の強化などを盛り込んだ改正医療法が成立しました。かかりつけ医についての内容はいかがでしょう。

「かかりつけ医に対するニーズの高まりに対応するため、『全世代対応型の持続可能な社会保障制度を構築するための健康保険法等の一部を改正する法律』が成立しました。この法律で、かかりつけ医機能を明確にし、かかりつけ医機能を有する医療機関の情報提供制度の基盤となる全国統一システムを構築し、刷新することになりました」

―具体的には、どうなるのですか。

「各医療機関が担える休日・夜間診療や在宅医療といったかかりつけ医の機能に関して都道府県が報告を受けて、公表する

ことになります。その実現のために厚生労働省に検討会・分科会が設けられ、2023年10月から議論が始まりました。2024年4月にはその全国システムを施行し、2025年4月には、かかりつけ医機能報告制度が創設され、スタートする予定です」

「そして、その後は、医療機関と住民の双方の手挙げ方式で、このかかりつけ医機能の利活用を進めていくことが考えられています。つまり、住民が積極的に医療機関を選択していく必要があります」

上手な受診

患者自身が「主人公」

医療機関をどのようにしたら上手に受診できるか、医師との意思疎通はうまくできるか。患者にとって大きな悩みと言えるでしょう。ただ、かつての「医師にお任せ」の医療ではなく、これからは患者が「主役」となった医療が大切な時代になってきました。

―医療機関をどう受診したらいいか、ふだんはなかなか意識できていません。

「医療のかかり方については、誰も教わらないまま社会人になっているのが実情です。国民が多額の税金、保険料を負担して医療を支えているのにもかかわらず、医療や介護保険に関する制度や医療機関の受診の仕方について学ぶ機会はほとんどありません。私たちの命、健康、生活を守る医療をどう受診する

かを含めて、医療について義務教育などでも取り上げてほしいと思っています」

「受診の仕方に関して、救急車の利用方法や医療機関の時間外受診の仕方などが問題になっています。仕事で時間が取れないために時間外受診をする方もいるようです。しかし、それを医療機関が支える構図ではいけないのです」

——一般的に「大病院志向」もあるようです。

「取りあえず大きな病院なら大丈夫だろうという考えや、またはさまざまな検査を期待されて受診されていることはあります。それは病院を時間外受診する理由にも一部なっているように思います」

——市民には医療に対して過剰に期待してしまう傾向もあります。

「ここで皆さんに理解していただきたいのが『医療の不確実性』です。経験のある医療者が対応し、精度の高いさまざまな検査機器を用いても診断や治療、その後の経過などにおいて100％と言えることは多くありません」

「身近な例では、インフルエンザの迅速検査もインフルエンザに罹患している患者さんを正しく陽性という結果が出るのは大体7割くらいといわれています。つまり検査が陰性だからインフルエンザではないと、本当は言えないのです」

「だからこそ、医療者と患者との対話がとても重要なのです。そして、良好な対話が可能となるためには、そのときだけでなく継続的な関係性に基づいた信頼関係が重要です。つまり、そこに『かかりつけ』を持つ意義があると思います」

——医療機関を上手に受診するためのポイントを教えてください。

「ささえあい医療人権センター COML（コムル、東京）が普及

273

を進めている『新・医者にかかる10箇条』が参考になります。受診の際に伝えたいことをメモして準備する、より良い関係づくりは患者本人にも責任がある一など具体的に示しています」

　―非常に分かりやすいですね。

　「COMLは大阪市で誕生した認定NPO法人で、医療者ではない一般の方が組織した団体です。患者さん自身が『いのちの主人公、からだの責任者』であることを明記し、主体的に医療に参加し、患者と医療者の協働を目指しています」

新・医者にかかる10箇条

あなたが
"いのちの主人公・からだの責任者"

1	伝えたいことはメモして準備
2	対話の始まりはあいさつから
3	よりよい関係づくりはあなたにも責任が
4	自覚症状と病歴はあなたの伝える大切な情報
5	これからの見通しを聞きましょう
6	その後の変化も伝える努力を
7	大事なことはメモをとって確認
8	納得できないときは何度でも質問を
9	医療にも不確実なことや限界がある
10	治療方法を決めるのはあなたです

※認定ＮＰＯ法人ささえあい医療人権センターＣＯＭＬ（コムル）が、患者が自立して主体的に医療に参加していくよう、普及に努めている。

―厳しい財政状況の中、疾病構造や患者さんのニーズは変化し、多様化しています。

「医療の需要が増える一方で、担い手は減っています。危機的状況にある医療を守るには医療者の取り組みだけでは不可能です。不確実性がある中で、多様なニーズに対応するためには、十分な対話が必要です。そのためにも上手な受診の仕方は重要です。自分自身の健康を守るために、住民、企業、教育、行政、医療分野とで取り組めたらと思います」

髙柳宏史さん／熊本大学病院地域医療支援センター特任助教

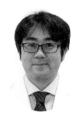

■たかやなぎ・ひろし
熊本市出身、北里大学医学部卒、福島県立医科大学大学院医学研究科修了。同県喜多方市地域・家庭医療センター長などを経て、2016年4月から熊本大学病院勤務、2018年8月から現職。日本プライマリ・ケア連合学会認定家庭医療専門医、指導医。「子どもの成長は本当に早いですね。子どもと一緒にテニスをするのが最近の夢です。良い未来を子どもたちに渡したいですね」

熊本県内の病院　手術の実績は？

　身近な病院がどれぐらいの手術を手がけているか、実績を知りたいと思っても、なかなか目にすることはありません。でも厚生労働省は参考になるデータを毎年公表しており、参考にすることができます。

　厚労省は「診断群分類包括評価（DPC）」という支払い方式を導入している病院について、退院患者調査を毎年実施し公表しています。

　今回は「令和３年度(2021年度)DPC導入の影響評価に係る調査『退院患者調査』の結果報告について」から、11項目をピックアップし、退院患者数のデータを抽出しました。熊本県内のDPC導入病院は132。

　※多い順に10施設または50人以上の実績がある医療機関を掲載。

　※「脳梗塞」は、脳血管内手術や開頭手術などを行っていない「手術なし」の症例。

(注)元の調査データは病院が対象のため、もともと医院(診療所、クリニック)は含まれていません。

【肺がん】
①熊本大学病院(235人)②済生会熊本病院(155人)③人吉医療センター(145人)④熊本中央病院(138人)⑤熊本赤十字病院(95人)⑥熊本労災病院(48人)⑦熊本再春医療センター(35人)⑧くまもと県北病院(34人)⑨熊本総合病院(28人)⑩熊本市民病院(10人)

【乳がん】
①くまもと森都総合病院(397人)②熊本大学病院(276人)③くまもと乳腺・胃腸外科病院(260人)④熊本赤十字病院(103人)⑤熊本労災病院(74人)⑥天草中央総合病院(46人)⑦熊本市民病院(45人)⑧人吉医療センター(42人)⑨熊本中央病院(32人)⑩熊本地域医療センター(25人)

【弁膜症】
①済生会熊本病院(218人)②熊本大学病院(132人)③熊本赤十字病院(47人)④熊本中央病院(26人)⑤熊本医療センター(16人)⑥熊本総合病院(10人)

【食道がん】
①熊本大学病院(209人)②熊本医療センター(19人)③熊本赤十字病院(17人)④済生会熊本病院、水俣市立総合医療センター(13人)⑥熊本総合病院(11人)⑦人吉医療センター(10人)

【肝・肝内胆管がん】
①熊本大学病院(369人)②済生会熊本病院(105人)③山鹿市民医療センター(79人)④熊本医療センター(68人)⑤くまもと森都総合病院(60人)⑥人

吉医療センター(53人)⑦熊本赤十字病院(49人)⑧熊本労災病院(28人)⑨西日本病院(27人)⑩荒尾市民病院、天草地域医療センター(23人)

【胆のう・肝外胆管がん】
①熊本大学病院(112人)②済生会熊本病院(93人)③熊本赤十字病院(89人)④熊本地域医療センター(57人)⑤熊本医療センター(39人)⑥山鹿市民医療センター(31人)⑦水俣市立総合医療センター(29人)⑧熊本中央病院(27人)⑨人吉医療センター、熊本労災病院、天草地域医療センター(20人)

【胃がん】
①熊本大学病院(194人)②熊本赤十字病院(187人)③済生会熊本病院(186人)④熊本医療センター(66人)⑤熊本中央病院、熊本総合病院(60人)⑦人吉医療センター(48人)⑧天草地域医療センター、荒尾市民病院(43人)⑩熊本市民病院(36人)

【大腸がん】
①済生会熊本病院(284人)②熊本大学病院(241人)③熊本赤十字病院(205人)④熊本医療センター(180人)⑤大腸肛門病センター高野病院(137人)⑥熊本総合病院(107人)⑦熊本中央病院(101人)⑧人吉医療センター(98人)⑨熊本市民病院(97人)⑩熊本労災病院(87人)⑪荒尾市民病院(77人)⑫熊本地域医療センター(52人)

【前立腺がん】
①済生会熊本病院(210人)②熊本中央病院(101人)③熊本大学病院(42人)④くまもと県北病院(41人)⑤熊本総合病院(27人)⑥熊本市民病院(14人)⑦人吉医療センター(12人)

【子宮頸がん、子宮体がん】
①熊本赤十字病院(214人)②熊本大学病院(165人)③熊本医療センター(153人)④くまもと森都総合病院(121人)⑤熊本市民病院(120人)⑥熊本総合病院(50人)⑦福田病院(34人)⑧天草中央総合病院(27人)⑨人吉医療センター(20人)⑩慈恵病院(15人)

【脳梗塞】（手術なし＝脳血管内手術や開頭手術などを行っていない症例）
①熊本赤十字病院(551人)②済生会熊本病院(500人)③熊本医療センター(213人)④熊本労災病院(202人)⑤人吉医療センター(184人)⑥西村内科・脳神経外科病院(146人)⑦熊本市民病院(138人)⑧熊本総合病院(137人)⑨天草地域医療センター(133人)⑩杉村病院(110人)⑪荒尾市民病院(106人)⑫阿蘇医療センター(94人)⑬熊本脳神経外科病院(91人)⑭熊本大学病院、熊本再春医療センター(56人)⑯水俣市立総合医療センター(54人)

おわりに

　熊本県御船町出身の著名な歌人・河野裕子さんは、乳がんを発症した後、気持ちが不安定になり、家族に激昂することが多かったそうです。それでも著作に感銘を受けていた精神科医の木村敏さんに診てもらうようになり、かつての快活さを取り戻していったといいます。診察というよりは、昼下がりの豊かなひとときを楽しむといった風情だったとか。信頼できる医師との会話。そこに流れる「ことば」が何よりの薬だったのでしょう。

　たまに「いい医者を紹介して」「どこの病院がいいか教えて」と尋ねられることがあります。ただ、熊本県内に5400人もの医師がいる中、見当もつきませんし、何をもって「いい」と判断するかは、人それぞれ。少々口は悪くても腕が立つなら「いい」のか、治療内容よりも優しい笑顔の医師やスタッフが「いい」のか…。

　ある病気の治療の記事を書いて、その病気の患者さんから「主治医の説明はさっぱりだったが、新聞で自分の病気がよく分かった」と電話をもらったことがあります。活字で伝える役目を果たせたと喜んだ半面、医師の説明、基本的な知識が患者に届いていないと暗澹たる気持ちにもなりました。

　インターネットの普及で、医療情報は世の中にあふれ

ています。ただ、検索してやっと集めた後は取捨選択が
ひと苦労です。特に高齢者がうまく情報を得られるのか、
すぐ読める形で情報を提供できないか、いつも気になっ
ていました。

　医療Q＆Aの形式でまとめた本書は、医師にインタビュー
ューすることはもちろん、各種の講演会を拝聴し、再構
成したものも少なくありません。「読む診察室」のよう
な体裁で、「今、これだけは読者に届けたい」という事柄、
知識を、先生方の口を借りて伝えさせていただいた。そ
ういう面もあります。体のことで少しでも気になること
があれば、本書を開いていただきたいと思います。

　最後に、日々の診療でご多忙な中、取材に応じてくだ
さった先生方に深く感謝を申し上げます。また、長丁場
で根気の要る煩雑な編集作業に当たってくださった熊日
サービス開発の皆さま、特にドクター顔負けの入念な読
み込みで救っていただいた櫛野幸代さん、組版を担当し
た井手奈津美さんにはお世話になり
っぱなしでした。そして、半ば道楽
のように取材を進めた私を見守って
くれた家族、両親、愛猫にも感謝を
捧げます。

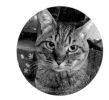

**虹の橋で
待っている愛猫**

　　　　2023年11月　　高本文明

■著者プロフィル

髙本　文明（たかもと・ふみあき）
熊本日日新聞社文化部編集専門委員

　1962年、熊本県御船町七滝生まれ。熊本高校、九州大学教育学部卒。1985年、熊日入社。文化生活部長、編集総務、読者・新聞学習センター長を経て、2023年2月末に編集委員兼論説委員で定年退職。2023年3月から現職。文化生活部には通算16年在籍し、主に医療分野を担当。くまもと禁煙推進フォーラム、熊本県文化懇話会、同郷の歌人・河野裕子さんの顕彰会、熊本県歌人協会の会員。共著書に『検証：新型インフルエンザ2009』（成文堂）。趣味はギター。至福の時は愛猫とのまどろみ。

医療Q&A　ことばの点滴〈下〉

令和5年12月19日　第1刷発行

著者　髙本　文明

発行　熊本日日新聞社

制作・発売　　熊日出版
　　　　　　　〒860-0827　熊本市中央区世安1-5-1
　　　　　　　TEL096-361-3274　FAX096-361-3249
　　　　　　　https://www.kumanichi-sv.co.jp/books/

印刷　城野印刷所

ISBN978-4-87755-633-4 C0047